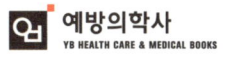

임산부 및 필라테스 강사를 위한

짐볼 필라테스
교과서 Gym Ball PILATES
(개정판)

대표저자 : 양홍석

KPEA 재활 예방운동 연구소
http://cafe.naver.com/prehablab

대표 저자

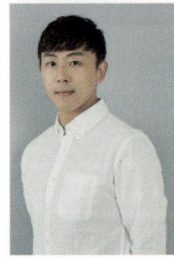

양홍석
現 WGYM 대표 & W필라테스 대표
現 온유 크라이오 & 테라피 동해 대표
現 대한예방운동협회 강원지부장
前 복싱 강원대표선수
'BLAZEPOD 플래시 반응 트레이닝' 공동저자
'밴드 필라테스 교과서' 공동저자
'서스펜션 필라테스 교과서' 공동저자

공동 저자

백형진
의학박사, DO. DN. DPT
동국대학교 산학협력단 겸임교수
가천대 특수치료대학원 겸임교수
헬스케어 웨이브 대표
(주)비엠코퍼레이션 총괄이사

양지혜
現 국민대학교 스포츠문화산업 헬스케어 외래교수
現 KBS 스포츠예술과학원 스포츠재활 외래교수
現 인덕대학교 방송뷰티학과 외래교수
現 국제재활코어필라테스협회 교육이사
차의과학대학교 의학과 통합의학박사

김지민
W필라테스 센터장
CORE PILATES_MAT PILATES
CORE PILATES_REFORMER / CCB
CORE PILATES_INSTRUCTOR COURSE certification
Conditioning caRe Specialist(CRS) 수료

이서연
에델 필라테스 대표
미국 PSC 필라테스 Faculty & 청담 호스팅 센터장
피트니스. 필라테스 사업자 연맹(PIBA) 이사
PMA-NCPT (국제 공인 필라테스 강사)

김춘매
W필라테스 강사
국제재활코어필라테스협회 컨텐츠연구회 연구원
BAND PILATES certification
프리햅 예방운동전문가
'서스팬션 필라테스' 교과서 공동저자

이시은
W필라테스 강사 국가공인 물리치료사 면허
국제재활코어필라테스협회 컨텐츠연구회 연구원
FOAMROLLER PILATES certification
'밴드 필라테스 교과서' 공동저자

이미령
W필라테스 강사
국제재활코어필라테스협회 컨텐츠연구회 연구원
프리햅 예방운동 전문가
FST 근막스트레칭 전문가
프리스팀 근막이완 테크닉 수료

염승이
헬스케어 웨이브 강사
외교부 & 법무부 피지컬케어 강사
코어 필라테스 필라테스 지도자
예방운동전문가

초판 1쇄 인쇄 2019년 10월 1일
초판 1쇄 발행 2019년 10월 1일

지 은 이 : 양홍석
공   저 : 백형진, 양지혜, 김지민, 김춘매, 이시은, 이미령
             이서연, 염승이
모   델 : 김춘매
표지디자인 : 김현수
감   수 : 백은영, 김보성

발 행 처 : 예방의학사
이 메 일 : prehabex@naver.com

인쇄·편집 : 금강기획인쇄 (02-2266-6750)

ISBN : 979-11-89807-15-3
가격 : 15,000 원

※ 저자와의 협의에 의해 인지를 생략합니다.
※ 이 책은 저작권법에 의해 보호를 받는 저작물이므로 동영상 제작 및 무단전제와 복제를 금합니다.
※ 잘못된 책은 구입하신 서점에서 교환해 드립니다.

이 도서의 국립중앙도서관 출판예정도서목록(CIP)은 서지정보유통지원시스템 홈페이지(http://seoji.nl.go.kr)와 국가자료종합목록 구축시스템(http://kolis-net.nl.go.kr)에서 이용하실 수 있습니다. (CIP제어번호 : CIP2019038465)

필라테스 지도자로서

 복싱 선수 출신의 필라테스 창시자 "조셉 필라테스"가 만든 필라테스는 부상으로 엘리트 체육을 그만두게 되었던 나로서는 가까이 와닿고 절실히 필요했던 운동이었다. 선수 시절 내 몸을 내가 어떻게 쓰는지 모르고 그저 훈련에만 임했을 때 몸은 이미 망가져가고 있었음을 그때는 알지 못했다. 그리고 그것을 가르쳐주는 이 또한 없었다. 운동선수였던 내가 이 필라테스를 알았더라면 아마 부상 없는 좋은 운동선수가 되었을 거라 생각한다.
 필라테스 분야는 1990년대 중반에서 후반에 걸쳐 거의 알려지지 않은 운동에서 열정적인 소수의 무용수, 서커스 연기자와 배우들에 의해 알려져 이제는 생활 속의 운동법으로 자리매김했다. 미국에서는 필라테스를 하는 인구가 2000년 170만 명 정도에서 2006년 약 1060만 명으로 증가하였고, 세계적으로도 그리고 한국에서도 필라테스 인구의 증가는 폭발적이다. 이에 따라 필라테스는 많은 새로운 곳에 스며들어 피트니스클럽, 운동선수 훈련 프로그램과 의료시설에 적용되어 클라이언트들 다수의 긍정적인 결과를 가져왔다.
 수련자 들의 신체의 기능 발달과 체형의 바른 정렬을 갖추는 효과를 가져오게 되었고 근골격계 질환 및 기능장애 문제를 겪고, 체형불균형으로 고통을 받는 현대사회에 살아가는 수많은 사람들이 필라테스를 찾게 되었다.
 그러다 보니 요즘 무분별하게 생겨나는 필라테스 스튜디오와 지도자 과정들을 보면 단기 속성으로 누구나 필라테스 지도자가 될 수 있냐고 얘기하지만, 현장 필드에서 일하고 있는 강사들은 지도자 과정에서 항상 교육과정의 부족함을 느끼고 클라이언트의 니즈에 맞추기 위해 더 많은 교육과 세미나를 찾아 듣고 공부한다.
 필라테스 또한 결국 사람의 움직임과 해부학적 기능을 토대로 만들어진 운동이다. 좀 더 몸에 대한 이해를 높이고 바른 움직임으로 스트레칭과 기초 근력, 밸런스 강화 더 나아가 근력 강화까지 목표로 하는 운동 지도자가 되는 것이 훌륭한 지도자의 길이 아닐까 생각한다. 이 책은 필라테스 지도자는 물론, 초보 수강생들도 짐 볼을 사용하여 좀 더 쉽고 정확하게 내 몸을 인지하고 강화 운동을 목적으로 활용할 수 있도록 써보았다. 또한 실제로 산부인과에서 산모들에게 지도하는 동작들로 임산부가 따라 할 수 있는 동작들도 따로 정리하였다. 이 책을 읽는 그대가 건강한 몸을 만들기 위해서라면, 또는 클라이언트의 체형 개선과 근력 향상을 목표로 하고 있다면 이 책 한 권으로 부족함이 없도록 써보았다. 창시자 조셉 필라테스는 "신체적인 건강함은 행복의 첫 번째 필수조건이다."라고 말했다. 그리고 그는 정신과 신체 모두를 위한 피트니스를 설계하는 것을 삶의 목표로 삼았다. 필라테스의 말처럼, 짐 볼을 활용하여 관절의 안정성, 균형감각, 기초 근력, 코어 강화 까지 트레이닝 하고 건강하고 아름다운 체형으로 개선할 수 있는 트레이닝 프로그램을 알려드리고자 한다.

CONTENTS

서문
- 짐볼의 유래
- 왜(Why) 필라테스에서 짐볼을 사용할까요?
- 필라테스 12가지 원리(Principle)의 이해와 적용
- 짐볼은 어떤 타입을 선택해야 하나요?
- 어떤 사이즈를 선택해야 할까?
- 볼의 공기주입 방법
- 짐볼 선택 시 주의사항!!!
- 짐볼 필라테스 기본자세
- 짐볼을 활용한 웜업과 스트레칭- 34가지

포지션별 EXERCISE
- 앉은 자세(Sitting Position) -28 가지
- 엎드린 자세 (Prone Position) -30 가지
- 누운 자세(Supine Position) -68 가지
- 네발기기 자세 (Kneeling Position) - 30가지
- 측면 자세 (Side Position) -20가지
- 선 자세 (Standing Position) -24가지

임산부를 위한 짐볼 필라테스
- 임산부 필라테스의 장점
- 임산부의 신체 변화
- 임산부 운동 지침 및 임산부 필라테스 기대효과
- 임산부 산전 운동의 장점
- 임산부 산전 필라테스를 위한 가이드라인
- 임산부 필라테스 운동법 (40가지)

부록
- 추천도서 안내
- 교육안내
- 협력업체

짐볼(Gym Ball)의 유래

짐볼 필라테스에서 짐볼은 필라테스 스튜디오에서 다양한 용도로 활용되고 있고, 이미 친숙한 우리에 소도구 중 하나인데 이러한 짐볼은 어디서 유래가 되었을까? 짐볼은 처음에 다양한 이름으로 불리었고, 피트니스에서 활용되기 전에 병원에서 먼저 활용이 되었었는데, 처음 불리던 이름은 스위스 볼(Swiss ball), 바디 볼(body ball), 운동 볼(exercise ball), 안정화 볼(stability ball), 피지오 볼(physio ball), 플렉서 볼(flexi ball), 짐볼(gym ball) 등의 이름으로도 사용되고 있다. 현재 사용되고 있는 스위스 볼은 처음에는 이탈리아의 장난감 회시에서 아이들의 장난감으로 생산되었다. 그 후 스위스 볼 운동이 임상에서 사용된 것은 1960년대 스위스의 물리치료사가 뇌성마비 어린이의 균형, 평형 반응을 촉진하기 위하여 사용하였으며 그때부터 스위스볼 이라는 이름으로 불리게 되었다. 스위스 바젤의 칸토스 스피탈 물리치료 학교(Physiotherapy School of the Kantonsspital) 교장이었던 프라우 수잔 클라인 포겔바흐(Frau Susanne Klein-Vogelbach)가 치료적 도구로 스위스 볼을 사용하기 시작한 최초의 물리치료사였으며, 신경학적 그리고 정형외과 환자를 위한 치료요법에 스위스 볼의 사용을 최초로 포함시켜 이용하였다.

유럽에서는 스위스의 물리치료사 이시벨 글루르모리코니 (Isabelle Gloor-Moriconi)에 의해서 볼의 사용과 기능적 역학(Kinetics)이 거의 모든 물리치료 학교에서 기본적인 '반응적 운동(reactive exercise)'으로 교육되었다 프라우 수잔 클라인-포겔 바흐는 여러 해 동안 볼 운동에 관한 기능적 역학의 이점과 적용을 강의하였다 1972년에 체코슬로바키아의 물리치료사인 마리아 쿠세라(Maria Kusera)는 프라우 수잔 클리인 포겔 바흐의 스위스 볼에 관한 강의를 듣고 감명을 받았고, 취리히 물리치료 학교 (Zurich Physical Therapy School)에 돌아가 학생들과 환자들에게 스위스 볼을 사용하기 시작하였다.

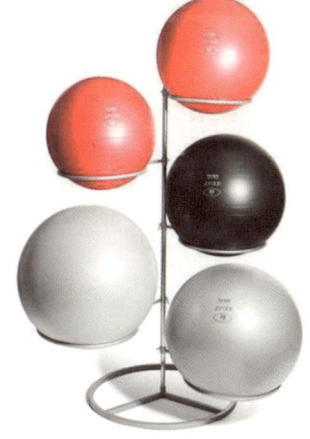

짐볼(Gym Ball)의 유래

그 후에 마리아 쿠세라는 'Gymnastic mit dem Hupf ball'라는 제목의 책을 발간하였고, 이 책은 1973년부터 유럽 물리치료사를 위한 교재가 되었다. 이러 한 과정을 통해서 스위스 볼 운동은 유럽 전역으로 확산되어 대중적인 인기를 얻게 되었다. 스위스볼 운동이 유럽에서는 대중적으로 매우 다양하게 활용되고 있음에도 불구하고 미국에서는 1980년 대 중반까지만 해도 일부 물리 치료사들이 뇌성마비아의 치료에 사용했을 뿐 대중화되지는 못하였다 미국에서 스위스 볼 사용법의 향상과 보급을 위해 캐롤라인 크리거(Caroline Creager)는 스위스 볼에 관련된 여러 권의 저서를 발표하였고, 강의와 세미나를 개최하였다. 그 후에 스위스 볼 운동에 대한 과학적 연구결과가 발표되면서 미국에서의 스위스 볼 이용이 증가하게 되었다. 니노스키 고메즈 빅사(Ninoska Gomez, Ph.D.)는 스위스 볼 위에서의 운동은 반사 통합, 바로서기 반응(righting reactions), 그리고 평형 반응 (equilibrium reaction)을 돕고 활성화시키는 많은 촉각과 전정(vestibular) 자극을 제공한다고 발표하였다 1990년대에 이르러서는 미국의 대학은 물론 각 도시의 시민을 위한 정규 프로그램에 이르기까지 그 사용이 확대되었으며, 의료기관에서도 정형외과나 신경계 질환의 기능장애 치료, 특히 척추 안정화가 요구되는 척주 질환을 앓고 있는 많은 사람들의 재활치료에 스위스 볼의 다양한 운동법을 혼합되어 사용 되었다.

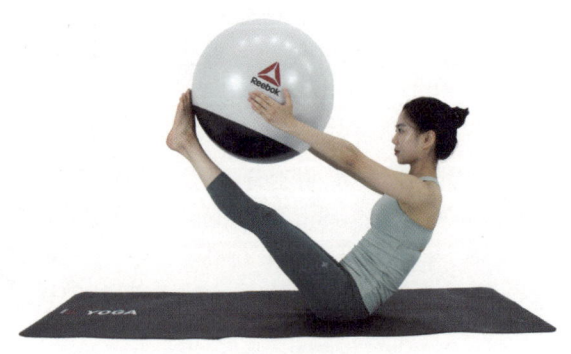

짐볼(Gym Ball)의 유래

현재 스위스 볼 운동은 유럽 미국 그리고 한국에서도 병원을 비롯한 각종 의료시설, 복지관, 학교, 휘트니스센터 그리고 가정에서도 활용되고 있다 다양한 영역에서 스위스 볼을 이용한 운동의 확산은 스위스 볼의 형태와 기능적인 특성상 이동이 용이하고, 상대적으로 다른 운동기구에 비해 저렴하며 가정에서도 쉽고 재미있게 접근할 수 있는 운동기구이며, 건강증진을 위해서도 유용한 도구라는 인식이 확산되고 있기 때문이다. 또한 스위스 볼을 이용한 운동은 남녀노소 누구나 장소를 불문하고 안전하면서도 흥미롭게 운동할 수 있는 큰 장점을 가지고 있기 때문이다

스위스 볼의 모양과 가동성(mobility)은 관절의 안정성, 균형 그리고 자세 유지에 필요한 심부 근육을 동원하게 만들며, 신체의 위치와 움직임에 대한 인식 (awareness)을 개선한다. 또한 최근 볼은 요실금 (incontinence)의 치료를 위한 골반 기저부 (pelvic floor) 근육을 강화시키기 위해 사용되고 있으며, 출산을 원하는 임신 준비 여성을 위한 운동으로도 사용되고 있다 뿐만 아니라 스위스 볼을 이용한 운동은 소아, 출산 후 여성, 노인은 물론 정형외과 및 신경학적 문제 심장 질환 만성 통증 환자에게 폭넓게 적용되고 있다. 최근에는 스포츠 의학 분야에서도 치료를 위해 성공적으로 사용되어 왔다. 운동선수들의 체력 향상을 위한 운동으로도 폭넓게 사용되고 있으며 그 사용 범위가 점차 확대되고 있다.

최근에는 스위스 볼을 이용한 목과 허리의 통증 치료 및 예방법이 개발되어 관심을 모으고 있다. 미 국에서는 기존의 동그란 볼 모양을 변형(에그짐볼, 땅콩짐볼 등) 하거나 스위스 볼과 다른 운동 기구를 첨가하여 응용할 수 있는 다양한 운동법이 개발되고 있다

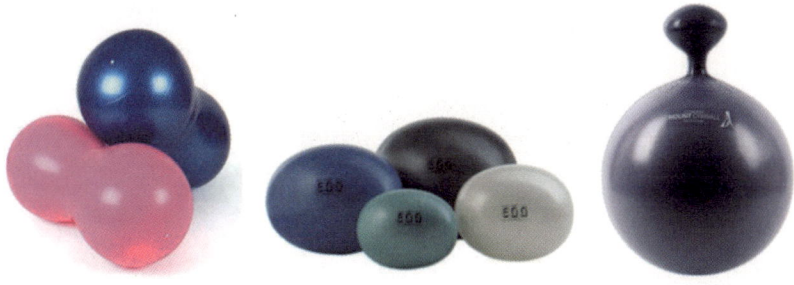

왜(Why) 필라테스에서 짐볼을 사용할까요?

짐볼 필라테스를 본격적으로 하기 전에 필라테스에서 왜 짐볼을 사용하는 것이 도움이 되는지 어떻게 필라테스의 원리들을 접목하여 지도할지를 지도자 라면 생각해 보아야 한다 필라테스의 6대 핵심 원리들과 현재의 좀 더 진보되고, 업그레이드된 원리들까지 총 12가지의 원리들이 짐볼 필라테스를 현장에서 적용하는데 어떻게 적용해야 하는지 알아보아야 한다.
짐볼 필라테스에서 짐볼은 공의 형태이기 때문에 다양한 활용이 가능한 운동기구로 공 위에 앉아서 중심만 잡아도 일반적인 필라테스 동작보다 전신운동 효과와 코어의 힘을 키울 수 있으며 또한, 동작들을 서포터 해주기도 해서 근육의 긴장을 풀어주어 혈액순환을 돕고, 팔과 다리, 목까지 이용하는 운동으로 전신 스트레칭의 효과가 있다. 또한 관절의 안정성, 균형감각, 자세 유지에 도움이 되어 코어 운동에 탁월하고 짐볼을 활용한 필라테스는 체형교정, 근육 이완, 스트레칭, 근력 향상, 밸런스 강화 운동들에 효과를 얻을 수 있다.

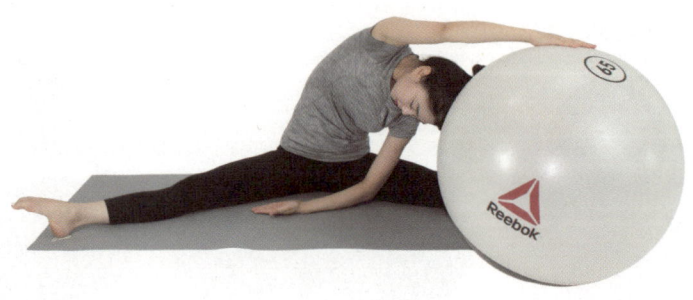

필라테스 12가지 원리(Principle)의 이해와 적용

1. 집중 (Concentration)
첫 번째는 집중의 원리로 동작에 집중하여 신체와 정신을 연결해야 하는데 특히 짐볼 필라테스는 짐볼이라는 불안정한 도구를 활용해 실시하기 때문에 동작을 바르게 이해하기 위해서는 가장 먼저 동작에 집중하여 신체의 어느 부위든, 어느 움직임이든 간과해선 안되고 지금 하고 있는 동작에 항상 집중해서 실시를 해야만 한다.

2. 조절 (Control)
두 번째는 조절인데 신체를 동작의 처음부터 끝까지 집중하여 동작의 모든 면을 조절해야 하는데 짐볼을 이용하면 자연스럽게 무게 중심을 잡는 과정에서 크게 보이는 몸의 동작뿐만이 아니라, 손가락, 머리, 발가락까지의 자세, 허리의 만곡, 손목의 회전, 다리의 벌림이나 오므림까지도 조절해야 하기 때문에 조절 능력을 향상시키는데 도움이 된다.

3. 호흡 (Breathing)
세 번째 필라테스 호흡법을 이용하여 파워하우스를 강화시키는 효과가 있는데 짐볼 필라테스를 하는 동안 파워하우스에 집중한 상태에서 흉곽의 동작을 위주로 하는 호흡법을 이용하며 동작해야 한다.

4. 중심화 (Centering)
네 번째 늑골 하부에서 장골능 사이의 부위가 '코어(core)'인데 조셉은 이를 '파워하우스'라고 했는데, 코어는 모든 신체 동작의 시작이며, 필라테스의 목적은 코어를 안정화하는 것이다. 짐볼 필라테스는 짐볼의 특성이 불안정성으로 코어를 활성화하는데 특화된 소도구로 다른 도구보다 코어 트레이닝에 특화되어 있다.

5. 정확성 (Precision)
다섯 번째 짐볼 필라테스를 하는 동안 각 동작은 '양'보단 '질' 이 우선적으로 고려돼야 하는데, 특히 임산부 필라테스는 동작을 정확하게 움직일 수 있게 해야 하는 것이다.

6. 유동적 움직임 (Flowing Movement)
여섯 번째 짐볼 필라테스 동작은 뻣뻣하거나 급작스럽지도, 너무 빠르거나 너무 느리지도 않게 움직임이 생성되어야 한다. 동작은 처음부터 끝까지 부드럽고 유동성 있게 일어나야 한다.

7. 인식(Awareness)
일곱 번째, 인체의 감각을 인식하여 의식적인 조절을 하고자 하는 것이다. 인체의 감각과 정보에 집중하고 인식하여야 무의식적인 반사적 동작을 하지 않게 되는데 전통 필라테스의 '조절'이 신경의 운동기능을 강조한 것이라면, 현재의 '인식'은 신경의 감각기능을 강조한 것이다.

8. 신연(Lengthening)
여덟 번째, 조셉은 모든 동작에 신연을 포함시켰다. 관절의 신연이 일어나면 관절은 최대의 동작 범위로 가동되며, 코어는 최대한 멀리 가게 되어 지렛대 효과를 가져온다고 했다. 필라테스 동작에서 관절의 신연시 근육은 관절의 최대 동작 범위와 저항의 최대치로 운동할 수 있다. 구심성 수축이 일어나는 운동만이 아니라 원심성수축이 일어날 수 있게 움직이며 코어의 적절한 지지가 있어야 하며 짐볼 운동 시 특히 이 부분이 중요하다.

9. 정렬(Alignment)
아홉 번째 호흡은 근육의 작용으로 이루어진다. 호흡근의 대부분은 자세를 유지할 때 사용되는 근육이므로, 짐볼 필라테스를 하는 동안 호흡과 자세는 바른 정렬을 유지하는데 적용되는 것이며, 올바른 호흡은 올바른 자세에서 이루어지는 것이다.

10. 척추의 분절화(Spinal articulation)
열 번째 조셉은 롤링 동작에서 척추의 신연과 분절을 강조하였다. 척추의 분절 시 척추의 작은 근육들을 포함한 모든 근육을 운동시키고 작은 근육들이 발달되면서 자연적으로 큰 근육들을 강화하는데 도움이 된다고 했는데 특히 짐볼을 활용하면 반중력상태로 척추의 부담을 덜어주며, 미세 조절로 강화와 분절화에도 도움이 된다.

11. 협응성(Coordination)

조셉은 '신체와 정신의 완벽한 균형이란 신체와 정신의 완벽한 협응' 이라고 했다. 협응이란 다수의 근육들이 연합하여 복잡한 목적 동작을 만드는 것이라고 하였고, 협응성을 통하여 동작의 유동성을 만들 수 있으며, 한 동작에서 다음 동작으로 부드럽게 전환시킬 수 있어야 하기 때문에 짐볼 필라테스에서 제시하는 다양한 시퀀스와 베리에이션을 통해 협응성을 높여 보길 바란다. .

12. 지속(Persistence)

운동의 효과는 장시간에 걸쳐서 점진적으로 나타나게 되는데, 지속력은 특히 필라테스 초보자에게 강조되는 원리로 짐볼을 통해 끊임없이 근육의 자극을 주며 지속적인 운동의 효과를 누릴 수 있다.

짐볼은 어떤 타입을 선택해야 하나요?

일반적으로 짐볼은 3가지 다양한 타입의 짐볼이 대표적이며, 짐볼의 기본 운동을 목적으로 선택하시는 경우는 스트라이프 짐볼을 운동과 함께 마사지 효과를 원하시는 분들은 돌기가 있는 마사지 타입 짐볼을 활용하기도 하며, 컨디션에 따라 운동 스타일에 변화를 주고 싶은 분들은 멀티 짐볼을 선택하면 된다.

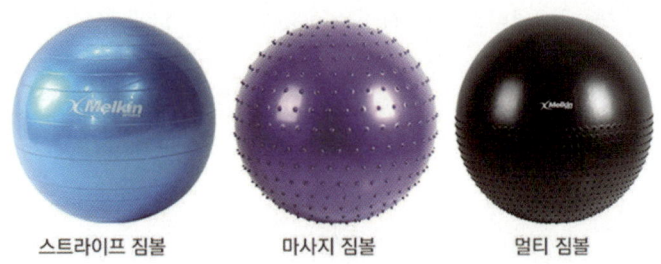

스트라이프 짐볼   마사지 짐볼   멀티 짐볼

이외에도 오뚜기 짐볼과 발란스트 볼이 있는데, 오뚜기 짐볼은 무게 중심이 아래에 있게 만들어져 굴러가지 않아 운동 시 좀 더 안전하게 할 수 있다는 장점이 있다. 그래서 임산부 필라테스에서는 일반인들 보다 안전성이 중요하기 때문에 오뚜기 짐볼을 활용하는 게 권장되며, 발란스트 볼은 짐볼 내부에 '무게추'역할을 하는 모래 중량이 있어 운동하는 도중에 이리저리 굴러다니는 볼을 쫓아다닐 일이 없다는 것과 또한 볼을 들고, 흔들고, 움직이는 동안 사방으로 움직이는 짐볼 내부의 모래 때문에 신체의 작은 근육 안정화 근육들이 자극되고 강화되는 것이 특징이다.

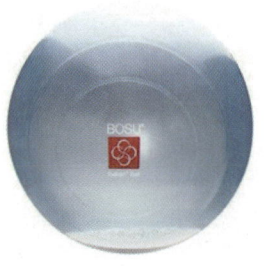 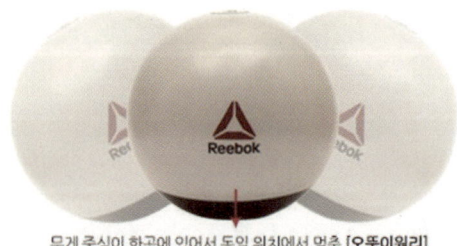

무게 중심이 한곳에 있어서 동일 위치에서 멈춤 [오뚝이원리]

어떤 사이즈를 선택해야 할까 ?

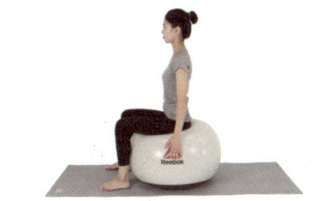

앉은 자세 : 일반적으로 자신의 키에서 약 110cm를 뺀 나머지를 기준으로 짐볼을 선택하면 적당한데 앉았을 때 무릎의 각도가 직각이 되면 운동하기 가장 적합한 사이즈이다.

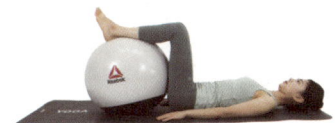

누운 자세 : 볼을 무릎 아래에 두었을 때 볼의 높이는 무릎의 관절 선 사이의 거리가 동일하면 적정하다.

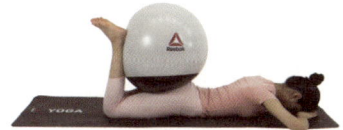

엎드린 자세 : 양팔과 양다리 사이에 공을 놓아 볼의 크기를 결정할 경우 어깨와 손목간의 거리가 동일하면 된다.

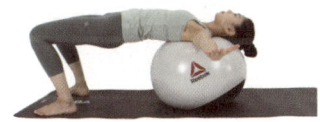

브리지 자세 : 브리지(bridge) 자세에서 볼의 크기를 결정할 경우 앉아있을 때의 각도와 동일하다.

권장 사이즈 참고표

45cm	55cm	65cm	75cm	85cm
155cm미만	155-160cm	160-170cm	170-180cm	180cm 이상

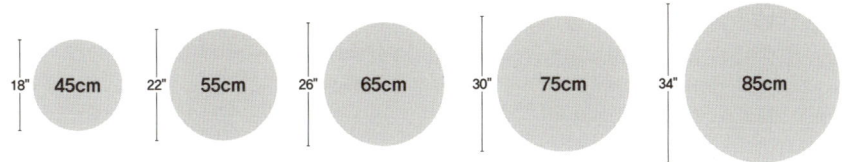

※ 권장 사이즈는 참고용으로 절대적인 수치는 아니며, 개인의 신체특성이나 필라테스 동작별 사용목적에 따라 달라질 수 있다.

볼의 공기주입 방법

아래 사진과 같이 동봉된 고급 에어펌프를 사용하여 공기를 주입한다.

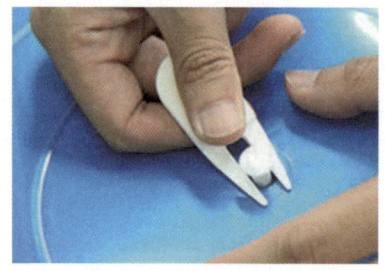

01 동봉되어 온 핀 오프너로 짐볼의 마개를 빼준다.

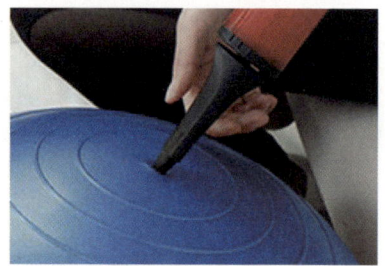

02 손펌프의 주입구를 입구에 단단히 끼운다.

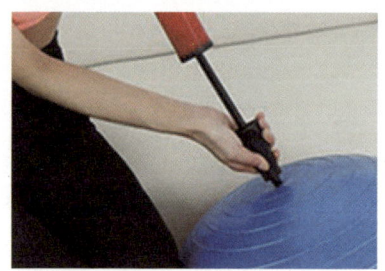

03 손펌프를 이용하여 공기를 넣는다.

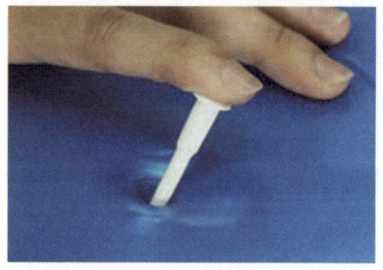

04 공기를 다 넣으신 후 짐볼을 핀으로 닫는다.

공기 주입 ↑ 높이면 적은 표면이 접촉되며, 움직임이 보다 빠르며, 중심 잡기 어려워 진다. 반대로 공기 주입 ↓ 낮추게 되면 큰 표면적 접촉이 가능하며, 움직임이 보다 느려지고, 중심 잡기 쉬워 진다.

※ 지정된 공의 크기를 초과하는 크기로 공기주입 삼간다.

짐볼 선택 시 주의사항!!!

안티 버스트(Anti-burst system)는 날카로운 물체 등에 찔리거나 긁힌 경우에 풍선처럼 한 번에 터지지 않고 천천히 바람이 빠져나가도록 설계되어 2차 상해를 예방하는 안전 기술로 일반 고무로 만들어진 저가형 짐볼을 사용하면, 날카롭거나 뾰족한 것에 손상 시 또는, 너무 강한 압력 시 한 번에 터져버려 2차 사고 및 부상의 위험이 있는데, 안티버스트 짐볼은 PVC로 강한 압력에도 쉽게 변형되지 않고, 손상을 입어도 천천히 바람이 빠지기 때문에 짐볼 필라테스를 할 때는 다양한 체중 지지 자세와 부하를 가하는 동작이 있기 때문에 이 점 또한 고려하여 선택하는 것이 필요하다.

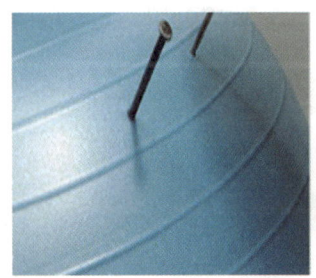 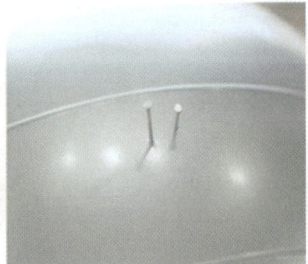 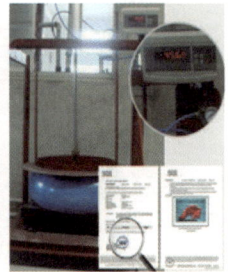

볼 관리 요령

공의 표면이 더러워진 경우에는 손소독제나 비누, 물로 씻어 그늘에서 건조시키고, 불이나 열, 직사광선을 피하고, 딱딱한 물체와의 접촉을 피한다.

짐볼 필라테스 기본자세

모든 운동에서와 마찬가지로 짐볼 필라테스에서도 기본자세가 매우 중요하다. 잘못된 자세에서의 운동은 손상과 급·만성 통증을 야기하고 부상으로 운동 효과를 떨어뜨려 운동을 중단하게 되는 직접적인 원인이 된다. 따라서 볼 운동의 기본자세가 제시되고 있는 모든 자세에서 적용됨을 주의하고 각 동작에서 오류 동작이 나오지 않도록 주의해야 한다.

다음은 모든 동작의 기본자세를 설명한 것이다
- 필라테스의 원리를 잘 접목하여 동작을 실시해야 한다.
- 동작에서 경추 요추 흉추는 해부학적 기본자세인 중립을 유지한다.
- 중립자세를 벗어난 척추의 과도한 굴곡, 신전은 상해의 원인으로 주의한다.
- 시선은 정면을 보며, 동작에 따라 시선이 이동해야 한다.
- 가슴은 펴고, 견갑골이 약간 척추 쪽으로 모은 자세를 유지해야 한다.
- 복부 근육의 긴장감을 유지하며 복강 내의 일정한 압력이 존재해야 한다.

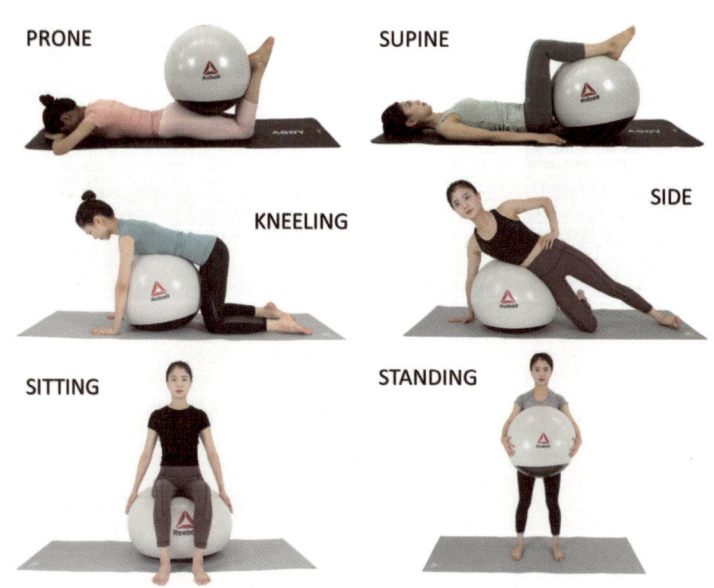

웜업(Warm Up)과 스트레칭(Stretching)

짐볼 웜업 적용 가이드
각종 운동 부하에 있어서 운동 적응 상태로까지 신체 컨디션을 높여 그 부하를 원활히 함과 동시에 장해 없이 실시하고, 실시 후의 피로를 줄이기 위해서 하는 준비운동 과정을 웜업이라고 하며, 운동 부하의 종류에 따라 다르지만, 보통 비교적 가벼운 운동으로 근육이나 힘줄의 충분한 스트레치, 심폐 활동의 알맞은 촉진과 말초 순환의 활발화 등을 초래하고 동시에 심리적인 준비 상태도 갖춘다. 조금 땀이 밸 정도를 목표로 하는 것이 적당하다. 따라서 추울 때는 그만큼 긴 시간을 요한다. 그중에서도 짐볼을 이용한 웜업은 짐볼에 앉아서 가벼운 반동을 활용해서 실시하는 것이 효과적이며, 호흡을 가다듬으며, 본격적인 짐볼 필라테스를 실시할 준비를 한다.

스트레칭 적용 가이드
스트레칭은 관절에 작용하는 근육을 포함한 관절 주변 조직에 신장 자극을 가함으로써 근육의 탄력성을 높이고 관절의 가동 범위를 확장시키는 방법으로 모든 운동 프로그램에 포함되어야 할 중요한 요소이다. 유연성이 결여되면 신체의 활동 범위가 제한되고, 무리한 동작이 나타나 상해의 위험성이 높아진다. 앞으로 소개할 스트레칭을 효과적으로 실시하기 위한 최적의 방법은 다음과 같은데 준비운동과 스트레칭 같은 개념이 아니라는 것을 분명히 할 필요가 있다. 준비운동은 격렬한 운동에 앞서 신체를 준비하기 위해 근육의 온도뿐만 아니라 몸 전체의 체온을 증가시키는 활동(Warm up)이라는 것을 인식해야 한다

- 근육의 신장된 자세에서의 유지는 보통 15∼30초 정도가 적당하다.
- 각 동작 당 반복 회수는 3∼5회 정도가 적당하다.
- 일반적으로 대 근육 중심의 정적 스트레칭이 권장되지만 본 운동의 종류에 따라 동적 스트레칭이 필요한 경우도 있다.
- 신장자세에서는 근육이 약간 긴장된 상태를 유지하는 정도가 적당하며, 동작 중 불편함이나 통증을 느끼면 중지한다.
- 근육의 신장을 유지하는 동안 호흡은 멈추지 않도록 주의해야 한다

포지션별
EXERCISE

· 앉은 자세(Sitting Position) -28 가지
· 엎드린 자세 (Prone Position) -30 가지
· 누운 자세(Supine Position) -68 가지
· 네발기기 자세 (Kneeling Position) - 30가지
· 측면 자세 (Side Position) -20가지
· 선 자세 (Standing Position) -24가지

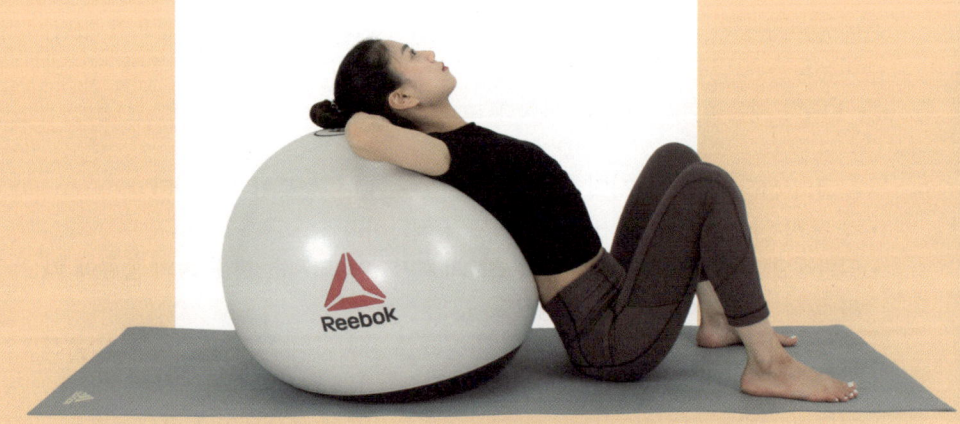

스캐풀라 무브먼트 Scapula movement

운동목적 Elevation, Depression 인지

Tip 귀와 쇄골을 멀리하는 느낌으로 정수리를 하늘방향으로 보내준다.
라운드숄더가 되지 않도록 견갑의 안정화를 만든다.

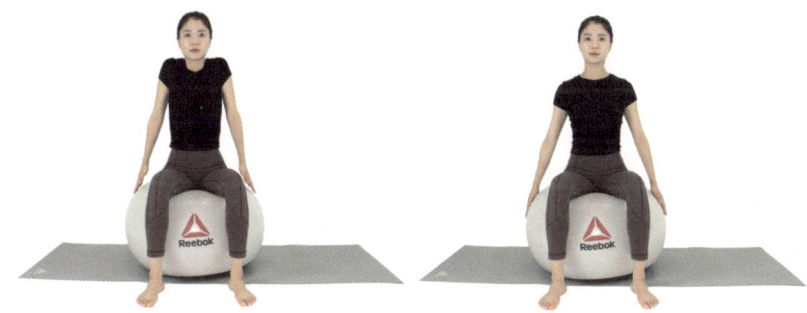

마시면서 : 견갑을 하늘 방향으로 거상한다.
내쉬면서 : 견갑을 아래 방향으로 하강한다.

목 굴곡 / 신전 Cervical Flexion / Extension

운동목적 목 근육의 굴곡 / 신전의 관절 가동범위 신장

Tip 과도한 목의 굴곡/신전을 주의하며 천천히 수행하고, 손으로 미는 동작에서 가볍게 적용한다.

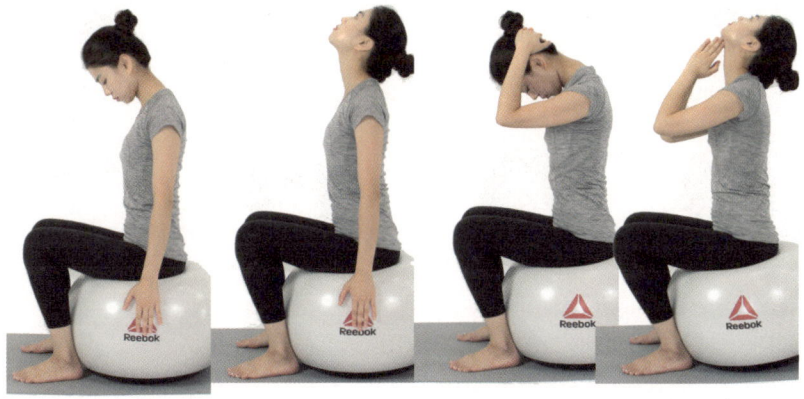

목 회전 스트레치 Neck Rotation Stretch

운동목적 : 목의 회전 능력 향상 및 가동성 증가

Tip : 목의 회전 끝 동작에서 무리하게 긴장을 주지 않도록 주의 해야 한다.

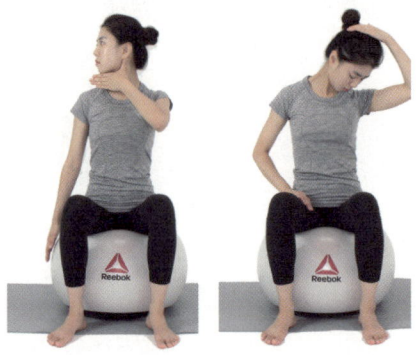

마시면서 : 짐볼 위에 앉아서 준비 자세를 취한다.
응용동작 : 한쪽 손을 이용해서 목의 회전 시 가동범위 끝에서 살짝 밀어주며, 반대편도 동일한 방법으로 실시 한다.

목 외측 굴곡 스트레치 Cervical Lateral Flexion

운동목적 : 목 근육 스트레치

Tip : 과도한 동작으로 균형을 잃지 않도록 주의하며, 통증이 발생하지 않는 가동범위 까지만 늘린다.

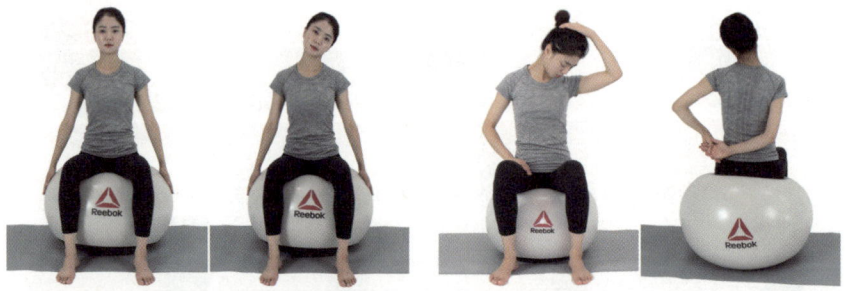

마시면서 : 짐볼 위에 앉아 준비 자세를 취한다.
내쉬면서 : 머리를 측면 어깨를 향해 기울이며 실시한다.
응용동작 : 손으로 머리 위를 잡고 쇄골 방향을 향해 잡아 당긴다. 손을 뒤로 잡고 잡아 당기면서 실시 한다. 반대편도 동일한 방법으로 실시한다.

짐볼 바운스 gym ball bounce

운동목적 심박수 향상을 위한 워밍업

Tip 체간이 회전하지 않고 정면을 바라볼 수 있도록 한다.

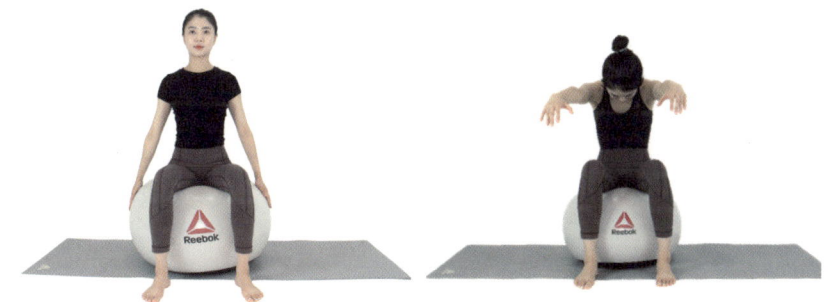

마시면서 : 무게중심이 좌골에 위치하도록 앉고 바운스 한다.
내쉬면서 : 양손을 앞으로 들며 고개를 숙였다가 양손을 내려 몸 뒤로 보내며 고개를 든다.

스캐풀라 무브먼트 Scapula movement

운동목적 Protraction, Retraction 인지

Tip 무게중심이 좌골에 위치하도록 앉는다.

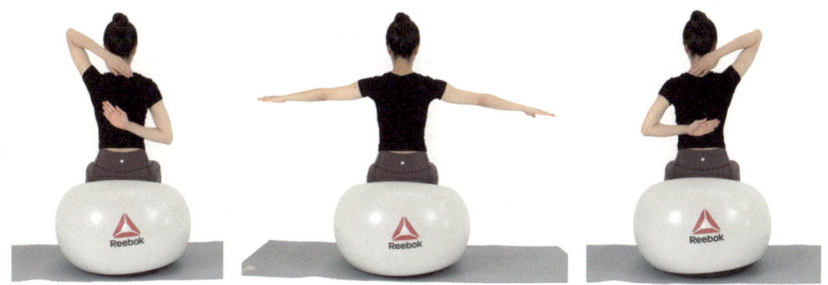

마시면서 : 척추의 바른정렬의 유지하고 앉은상태에서 양팔을 벌린다.
내쉬면서 : 양팔을 각각 반대로 회전하여 반대쪽 견갑의 상각과 하각에 양손을 갖다댄다.

사이드 벤딩&로테이션 Side bending & rotation

운동목적 요방형근, 복사근 스트레치

Tip 견갑을 안정화 한 상태에서 넘긴다.
장골과 늑골이 멀어질 수 있도록 집중한다.

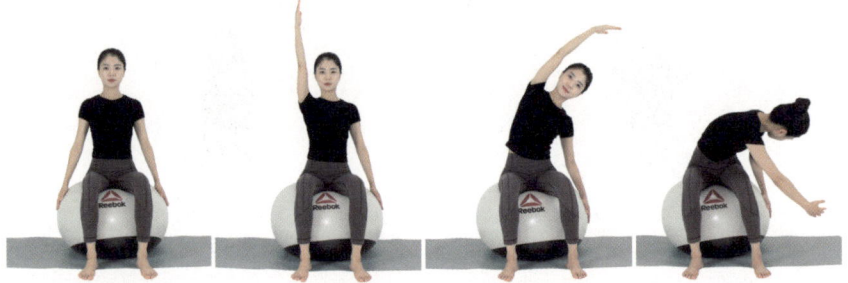

마시면서 : 올바른 척추정렬을 유지하고 한팔 귀 옆에 올린다.
내쉬면서 : 올린 팔 반대 방향으로 멀리 보낸다.
응용동작 : 대각선 아래 방향으로 손 뻗으며 상체 함께 숙인다.

흉추 로테이션 Thoracic rotation

운동목적 흉추, 복사근 스트레치

Tip 무게중심이 좌골에 위치할 수 있도록 척추정렬을 유지한다.
골반이 회전하지 않도록 주의한다.

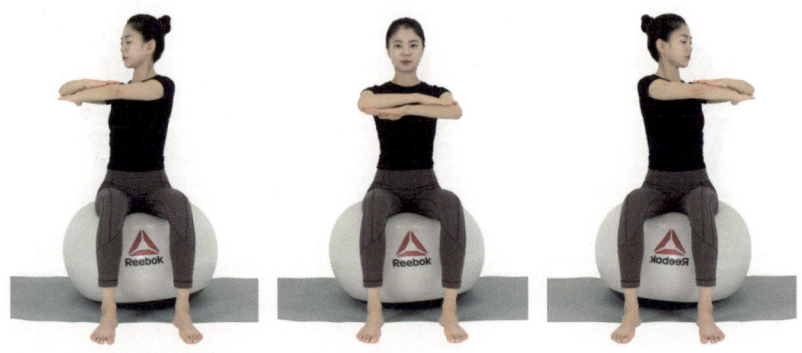

마시면서 : 척추정렬 유지하며 팔은 앞으로 포개어준다.
내쉬면서 : 시선과 함께 로테이션한다.

좌전굴 Trunk forward flexion

운동목적 척추, 전면 삼각근, 상완 이두근, 대흉근 스트레치

Tip 척추 후면부를 늘려주며 실시한다.

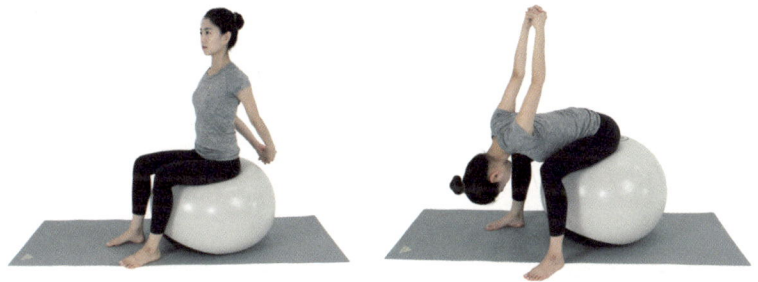

마시면서 : 척추의 바른 정렬을 유지하고 좌골로 앉는다. 양손은 뒤로 뻗어 손을 맞잡는다.
내쉬면서 : 체간을 앞으로 굴곡하며 팔을 하늘방면으로 높게 든다.

몸통 측면 스트레치 Side bend stretch

운동목적 광배근 복사근 스트레치

Tip 골반이 뜨지 않도록 지면을 지그시 눌러준다.

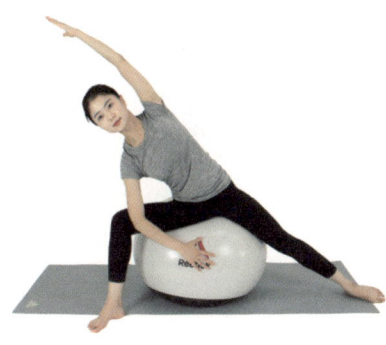 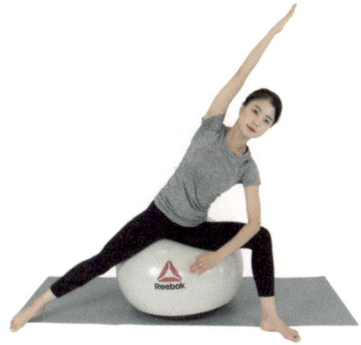

마시면서 : 무게중심을 좌골에 위치하게끔 앉는다.
내쉬면서 : 다리를 펴주며 같은 쪽에 위치한 팔을 반대쪽 사선방향으로 멀리 뻗는다.
　　　　　반대쪽 다리는 구부리고 반대쪽 팔을 얹어서 지탱한다.

골반 경사 운동 Pelvic tilt anterior tilt, posterior tilt

운동목적 골반과 요추의 가동성 향상

Tip 체간이 회전하지 않고 정면을 바라볼 수 있도록 한다.

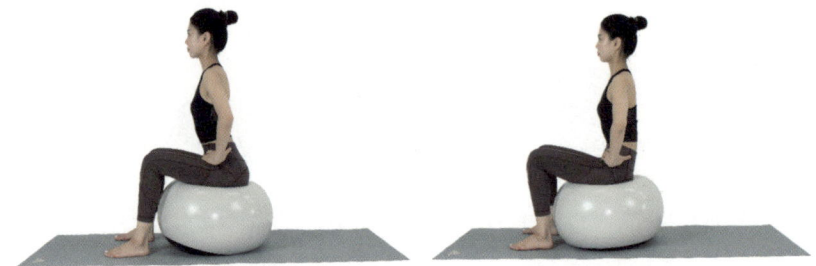

마시면서 : 무게중심을 좌골로 앉아서 오리궁둥이를 만든다는 느낌으로 기립근을 수축하여 골반을 전방경사 만든다
내쉬면서 : 명치와 치골이 가까워지는 느낌으로 복부를 수축하여 골반을 후방경사로 만든다

골반 좌우 운동 Pelvic tilt lateral tilt

운동목적 골반과 요추의 가동성 향상

Tip 골반이 회전하지 않고 정면을 바라볼 수 있도록 유지한다.

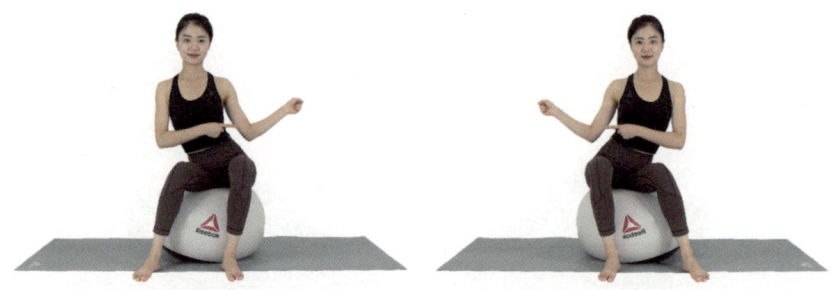

마시면서 : 무게중심을 좌골로 앉고 척추의 바른 정렬을 유지한다.
내쉬면서 : 짐볼과 함께 골반을 옆으로 밀어준다.
응용동작 : 골반을 팔자 모양으로 그리며 움직여 준다.

힙 로테이션 Hip rotation

운동목적 Internal rotation / External rotation 인지

Tip 무게중심이 좌골에 위치하도록 앉는다.
미끄러지지않게 주의한다.

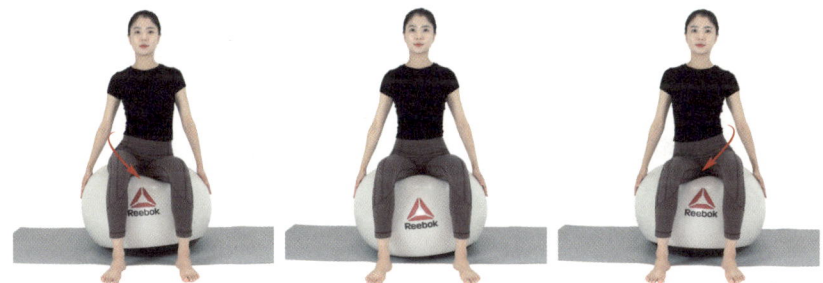

마시면서 : 양손을 골반 위에 위치하고 척추의 바른 정렬을 유지하며 앉는다.
내쉬면서 : 중심을 잡고 한쪽 발을 들어 고관절 외회전/내회전 한다.

시팅 스텝 Sitting step

운동목적 둔근강화와 밸런스 향상

Tip 골반이 회전하지 않고 정면을 바라볼 수 있도록 유지한다.

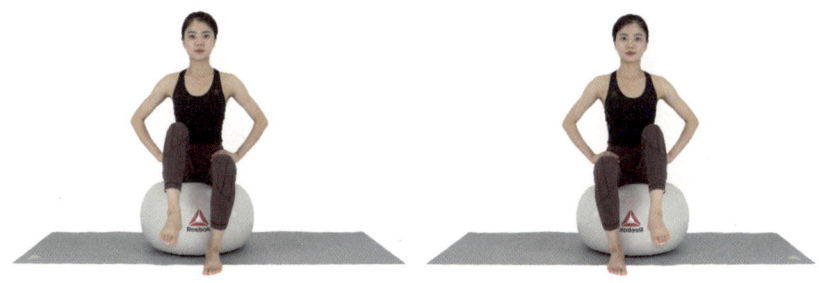

마시면서 : 무게중심이 좌골에 위치하도록 앉고 양손을 골반 위에 지지한다.
내쉬면서 : 한발씩 교차하며 무릎을 앞으로 들어올린다.

발등 스트레치 Anterior Foot Stretch

운동목적 발목의 관절가동범위 확보와 발등 부위의 근육과 가자미근 스트레치.

Tip 과도한 동작이 일어나지 않도록 천천히 수행한다.
무게 중심이 좌골에 위치하게 앉고 척추의 바른 정렬을 유지한다.

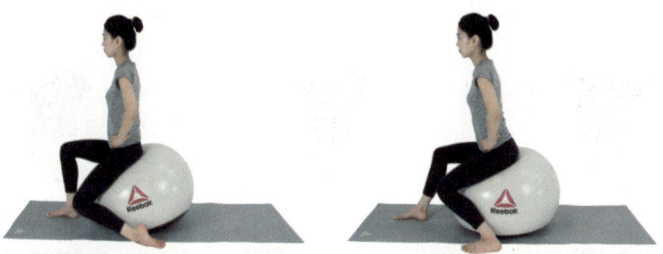

마시면서 : 한쪽 발을 볼의 후측 면에 놓고 발목을 저측 굴곡 시킨다.
내쉬면서 : 앞쪽에 있는 발로 체중을 지지하며 몸의 무게중심이 볼의 앞쪽에 위치하도록 볼을 앞으로 굴린다.
마시면서 : 양 발 중 한발을 볼의 후측 면에 두고 발바닥을 지면에 밀착시킨다.
내쉬면서 : 앞쪽에 있는 한쪽 발로 체중을 지지하며 몸의 무게중심이 볼의 앞쪽에 위치하도록 볼을 앞으로 굴린다.

비복근 스트레치 Gastrocnemius Stretch

운동목적 비복근 스트레치

Tip 허리의 과도한 굴곡이 발생되지 않게 척추의 바른 정렬을 유지한다.

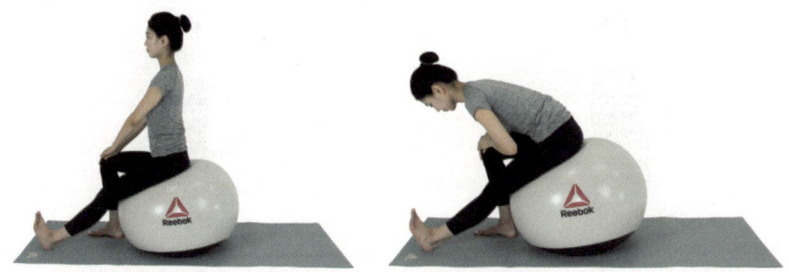

마시면서 : 한 쪽 발을 앞으로 뻗어 무릎을 펴 발목을 배측 굴곡 시킨다.
양손은 굽혀진 무릎 위를 짚어서 상체를 지지한다.
내쉬면서 : 상체를 앞으로 숙이며 볼을 뒤로 굴려 몸의 무게중심을 볼 뒤쪽으로 위치하게 하여 비복근 신장한다.

토 or 힐 레이즈 Toe or Hell Raises

운동목적 전경골근, 종아리 발목 강화

Tip 짐 볼에서 미끄러지지 않도록 주의한다.
척추의바른 정렬을 유지한다.

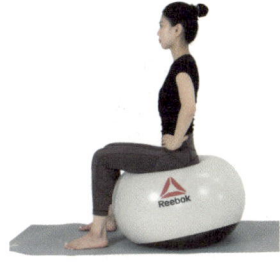 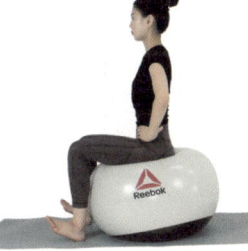 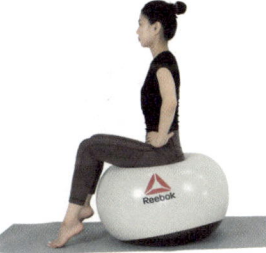

마시면서 : 볼 위에 앉아 양 손으로 골반 위에 위치한다.
내쉬면서 : 바닥에서 발 앞꿈치를 들어올린다.
마시면서 : 바낙에서 발 뒤꿈치를 들어올린디.

백 머슬 스트레치 Back muscle stretch

운동목적 햄스트링, 비복근 스트레치

Tip 무게중심을 좌골에 위치하도록 한다.
체간의 정렬을 유지하며 상승모근이 쓰이지 않도록 실시한다.

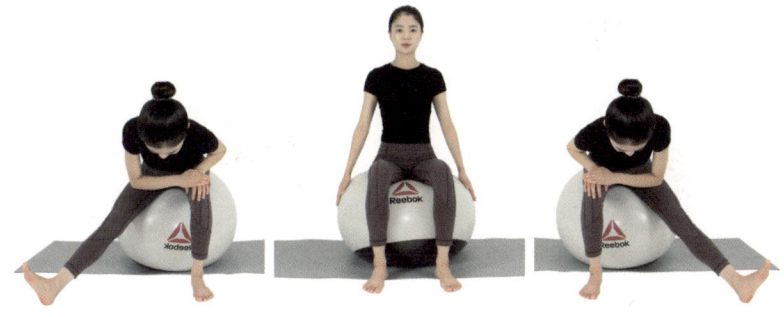

마시면서 : 앉은 자세에서 골반은 전방경사로 만들어주고 한쪽다리를 앞으로 뻗는다
내쉬면서 : 발등 배측 굴곡 하면서 지그시 눌러 햄스트링과 비복근을 스트레치 한다.

힙 무브먼트 Hip movement

운동목적 Internal rotation / External rotation 인지

Tip 무게중심이 좌골 에 위치하도록 앉는다.
미끄러지지않게 주의한다.

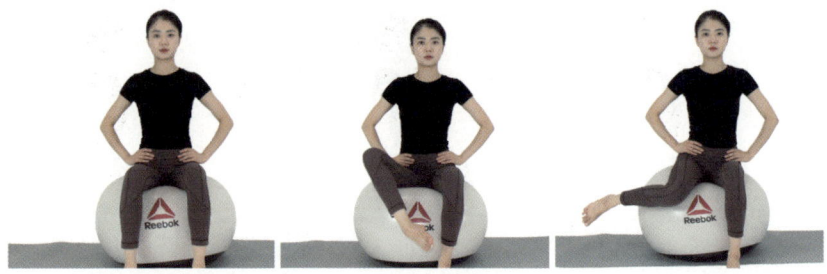

마시면서 : 양손을 골반위에 위치하고 척추의 바른 정렬을 유지하며 앉는다.
내쉬면서 : 중심을 잡고 한쪽 발을 들어 고관절 외회전/내회전 한다.

대퇴사두근 스트레치 Quadriceps Stretch

운동목적 대퇴사두근 신장

Tip 척추의 바른 정렬을 유지한다.

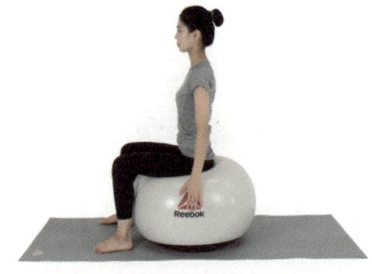 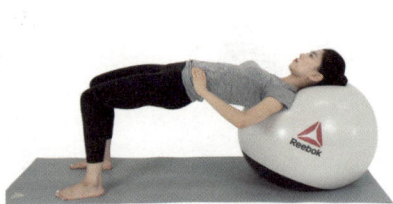

마시면서 : 좌골에 앉아 척추의 바른 정렬을 유지한다.
내쉬면서 : 양 발을 앞으로 이동해 브릿지 자세를 취한다.
마시면서 : 한쪽 다리의 무릎을 볼 쪽으로 하고, 반대쪽 다리에 체중을 지지한 후 짐볼을 앞으로
            굴려 굽혀진 다리 대퇴부를 늘린다.

프론트 머슬 스트레치 Front muscle Stretch

운동목적 흉근, 복근 스트레치

Tip 미끄러지지 않게 주의 한다.

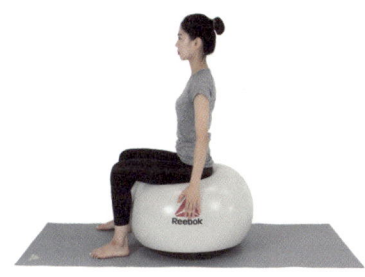
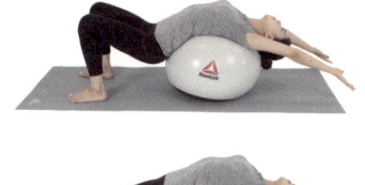
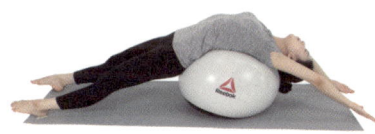

마시면서 : 척추의 바른 정렬을 유지한 후 짐볼에 앉는다.
내쉬면서 : 척주를 짐볼에 붙이고 두 팔을 머리 뒤로 뻗어 복근과 흉근을 스트레치한다.
응용동작 : 두 다리, 두 팔을 나 뻗어 복근과 흉근 스트레치에 더 집중한다.

스파인 스트레치 Spine Stretch

운동목적 스파인 스트레치

Tip 볼에 기대어 몸에 힘을 뺀 상태를 유지한다.
무릎과 힙이 수직에 위치하게 한다.

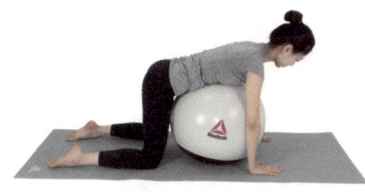
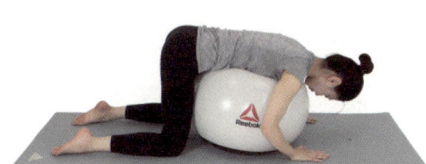

마시면서 : 복부에 짐볼을 대고 4-point 자세를 취한다.
내쉬면서 : 체간을 앞으로 숙여 경추부터 척추를 스트레치한다.
이때, 몸의 긴장을 풀고 손과 발은 균형을 유지하기 위해 최대한 적게 사용한다.

숄더 스트레치 Shoulder Stretch

운동목적 견관절 근육의 스트레치, 가동범위 향상

Tip 어깨가 과신전 되지 않게 주의한다.
어깨로 지면을 지긋이 눌러준다.

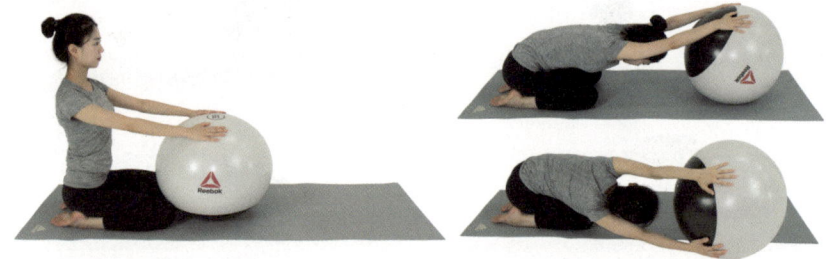

마시면서 : 짐볼에 양손을 대고 닐링자세에서 상체를 바로 세운다.
내쉬면서 : 양손을 앞으로 뻗으며 상체를 숙여준 후 한쪽 방향으로 기울이며 회전 시킨다.

숄더 원암 스트레치 Shoulder Own Arm Stretch

운동목적 흉추 가동성, 체간 측면 스트레치

Tip 척추의 바른 정렬을 유지하며 실시한다. 골반이 좌우로 틀어지지 않도록 주의한다.

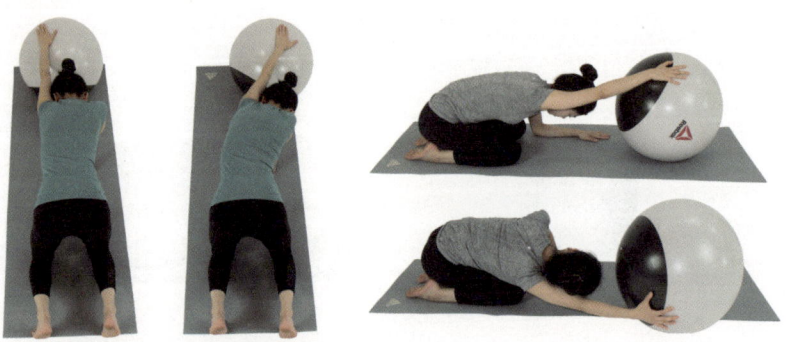

마시면서 : 4-point 자세에서 한손은 짐볼 위에 얹는다.
내쉬면서 : 손끝을 멀리 보내고 짐볼을 반대방향으로 밀어 체간의 측면을 스트레치 한다.

좌전굴 Trunk forward flexion

운동목적 척추, 흉요근막, 내전근 스트레치

Tip 척추 후면부를 늘려주며 실시한다.

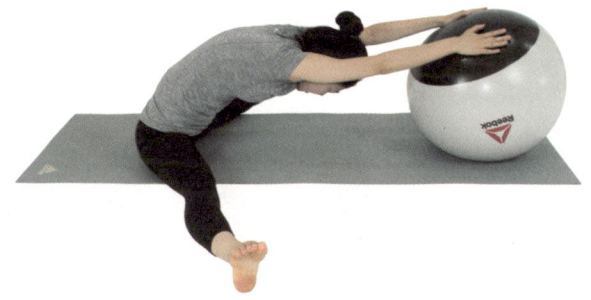

마시면서 : 다리를 벌리고 척추의 바른 정렬을 유지하고 앉는다.
내쉬면서 : 짐볼을 앞으로 내밀면서 체간을 굴곡한다.

사이드 밴딩 Side bending

운동목적 요방형근 광배근 복사근 스트레치

Tip 골반이 뜨지 않도록 지면을 지긋이 눌러준다.

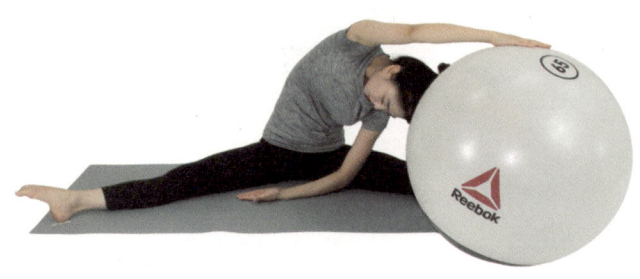

마시면서 : 다리를 벌리고 척추의 바른 정렬을 유지하고 앉는다.
내쉬면서 : 짐볼을 옆으로 내밀면서 체간을 측굴한다.

흉추 로테이션 Thoracic rotation

운동목적 흉추, 복사근, 대흉근 스트레치

Tip 햄스트링의 제한 시 무릎을 굽히고 진행한다.
무게중심이 좌골에 위치하게 않고 척추의 바른정렬을 유지한다.

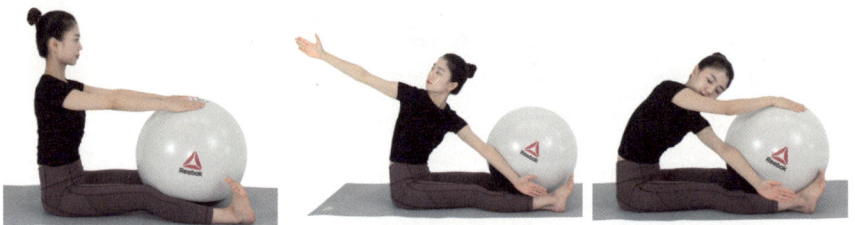

마시면서 : 척추의 바른 정렬을 유지하고 양손을 뻗어 짐볼 위에 올린다.
내쉬면서 : 한손을 반대편에 위치하고 시선과 함께 스파인 로테이션하며 반대손을 뒤 방향으로 뻗는다.

복근 스트레치 AB complex stretch

운동목적 복부, 광배근, 대원근, 후면삼각근 스트레치

Tip 골반이 회전하지 않고 정면을 바라볼 수 있도록 유지한다.

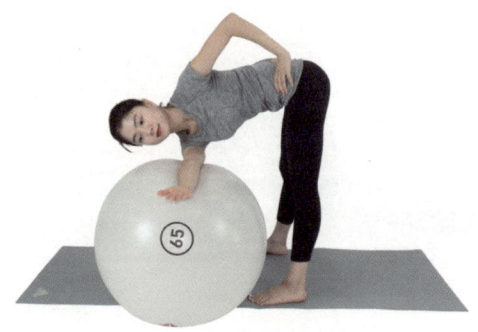

마시면서 : 정면을 바라보는 스탠다드 스탠스를 취하고 체간을 굴곡하여 한쪽 어깨를 짐볼에 얹는다.
내쉬면서 : 손끝을 멀리 보내며 어깨를 지그시 눌러준다.

힙 어덕터 스트레치 Hip Adductor Stretch

운동목적 고관절 내전근 스트레치

Tip 상체를 곧게 세워 수행한다.

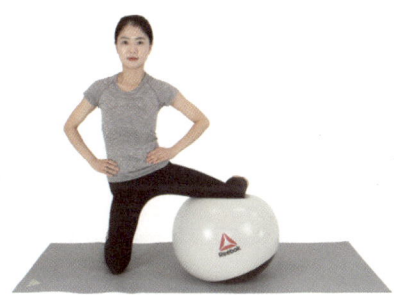

마시면서 : 볼 위에 한쪽 다리의 무릎 안쪽을 올린다.
내쉬면서 : 반대편 다리는 무릎을 90°로 굽혀 지면에 놓고, 척추의 바른 정렬을 유지한다.

몸통 측면 스트레치 Side Bend Stretch

운동목적 요방형근 광배근 복사근 스트레치

Tip 미끄러지지 않게 주의한다.

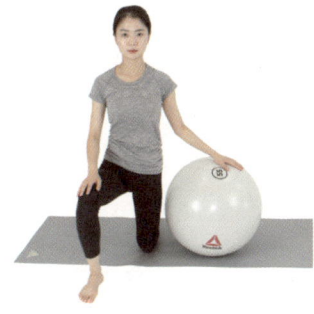 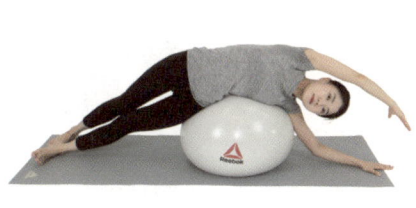

마시면서 : 한쪽 무릎은 고관절을 앞으로 굴곡하고, 한쪽 무릎은 지면에 대고 옆에 짐볼을 위치한다.
내쉬면서 : 다리는 옆으로 뻗어주고, 체간을 짐볼에 옆으로 기대어 지면을 지지하고 남은 한 팔은 늑골과 골반이 늘어나도록 멀리 뻗어준다.
응용동 작 : 두 다리를 크로스로 교차해 뻗어주며, 두 팔은 늑골과 골반이 늘어나도록 귀 옆으로 쭉 늘려준다.

고관절 굴곡근 스트레치 Hip Flexor Stretch

운동목적 장요근과 둔부근육 스트레치

Tip 고관절 굴곡근 신전을 위한 동작 시 상체를 곧게 세워 수행한다.

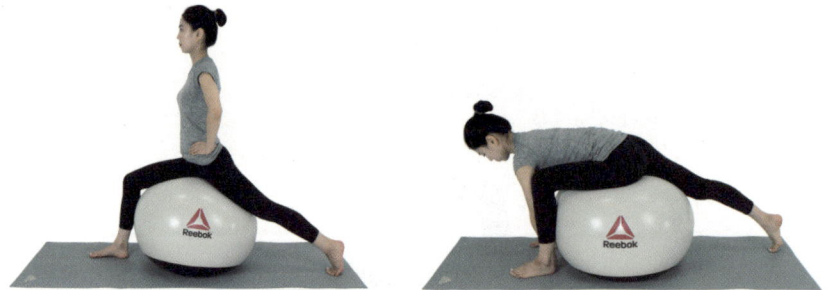

마시면서 : 한쪽 다리를 곧게 펴서 볼의 뒤에 두고, 반대쪽 다리는 구부린다.
내쉬면서 : 척추를 바르게 세워 고관절 굴곡근을 스트레치 한다.
응용동작 : 상체를 숙여 볼 위에 복부를 밀착시키며 한쪽 발은 뒤쪽으로 뻗고, 반대쪽 다리는 무릎을 구부려 양 손은 바닥을 짚어 중심을 잡는다.

장요근 스트레치 Iliopsoas stretch

운동목적 장요근, 대퇴직근 스트레치

Tip 미끄러지지 않게 주의한다.
경추를 신전한다.

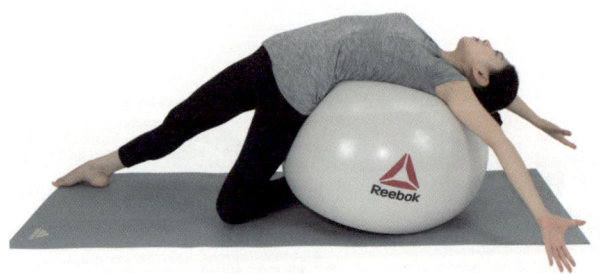

마시면서 : 한쪽 무릎을 구부리고 짐볼을 옆에 위치한다.
반대쪽 다리는 뻗어주고 짐볼 위에 손을 얹는다.
내쉬면서 : 측면을 짐볼에 기대어 누운상태에서 가슴이 하늘 방면을 바라보게 로테이션한다.

힙 스트레치 Hip stretch

운동목적 고관절 굴곡근 스트레치

Tip 골반이 틀어지지 않도록 정면을 응시한다.
골반이 전방경사 되지 않도록 주의한다.

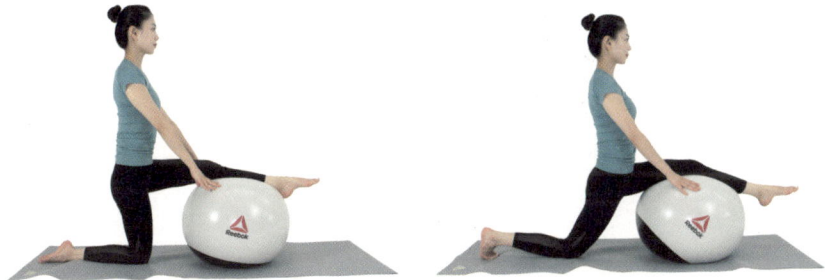

마시면서 : 한 다리 뒤로 무릎 접어주고 한 다리 펴서 짐볼 위에 올려준다.
내쉬면서 : 짐볼 앞으로 밀며 뒤로 접은 다리 앞으로 밀어준다.

장요근 스트레치 Iliopsoas stretch

운동목적 장요근, 대퇴직근, 복근 스트레치

Tip 척추정렬을 유지한다 / 무릎과 골반을 수평에 위치한 뒤 실시한다.

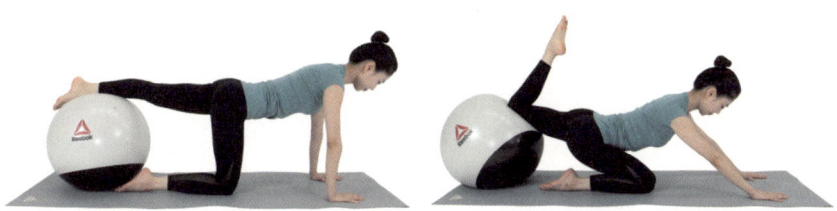

마시면서 : 네발기기 자세에서 한쪽 다리를 펴서 발등을 짐볼위에 얹는다.
내쉬면서 : 양 팔로 체간을 뒤쪽으로 밀어 상체를 숙이고 슬관절 굴곡하여 발끝은 하늘을 향한다.
이때 무릎으로 짐볼을 지그시 눌러 고관절 굴곡근을 스트레치한다.

앉은 자세(Sitting Position)

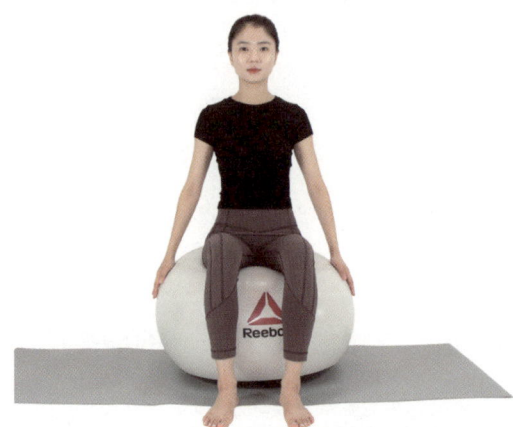

자세
- 미끄러지지 않게 주의한다
- 짐볼에 좌골이 위치하게 앉는다
- 고관절이 무릎보다 높게 한다
- 발을 지면에 고정한다
- 양손을 공에 지지 한다

1. 운동 목적
- 엉덩이를 볼 위에 놓은 자세에서 실시하는 볼 운동의 초기 기본 자세에서 실시하는 동작이다.
- 상/하체의 근력, 협응력 등을 발달시키기 위한 다양한 동작이 대부분 앉은 자세로부터 시작된다.
- 워밍업을 위한 음악과 함께 반복을 통해 유산소 적인 운동 효과를 주기 위한 기본 자세이기도 하다.

2. 운동 방법
- 볼의 이상적인 크기는 볼에 앉아 발이 바닥에 접촉 시 고관절과 무릎이 90각도 대퇴부는 바닥과 수평을 유지해야 한다.
- 만일 고객이 허리 통증을 가지고 있다면 볼이 닿아 있는 엉덩이 보다 무릎이 약간 낮게 놓이게 하는 것이 좋다.

3. 응용 방법
- 볼을 신체에 부착하는 위치의 안정성에 따라 운동 형태를 변화시킬 수 있다.
- 앉은 자세에서 지면에 부착된 발바닥을 지면에서 밀면서 볼을 뒤로 굴리며 무릎을 펴면 하지의 스트레치 동작으로 이어 질 수 있다
- 앉은 자세에서 일정한 높이로 볼에서 몸통을 띄우는 동작을 반복하면 유산소 적인 효과를 얻을 수 있다 .
- 다양한 자세의 반복, 변화를 통해 일련의 유산소 운동 혹은 순환식 프로그램을 구성할 수 있다 .

4. 주의 사항
- 볼과 함께 움직이는 동안 몸통과 사지의 움직임을 통제해야 한다
- 볼이 몸통에서 벗어날수록 허리의 부담으로 자세가 흔들릴 수 있으므로 이를 통제해야 한다.
- 볼이 움직이는 동안 몸통의 중립 자세를 유지하되 지나친 긴장이 일어나지 않도록 해야한다.
- 앉은 자세에서 볼이 안정적으로 고정되기 위해서는 충분한 공기가 채워져 있어야 하다.

짐볼 시팅 브레싱 Sitting breathing

운동목적 호흡 트레이닝

Tip 척추의 바른 정렬 상태를 인지 후에 실시한다.

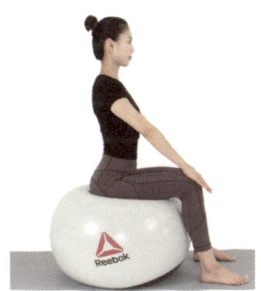 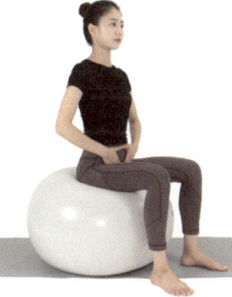

호흡
- 짐볼에 좌골이 위치하게 앉는다
- 양손을 하복부에 두고 복횡근의 수축을 촉진하며 느낀다
- 골반저근의 수축과 함께 축성 신장을 유지한다
- 흡기시에 흉곽이 사방으로 넓어지게 한다
- 호기시에 외복사근을 수축한다

롤업 & 롤백 Roll up & Roll back

운동목적 척추 가동성

Tip 척추 마디마디 하나씩 분절하며 실시한다.

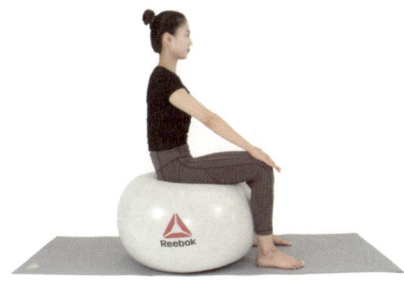 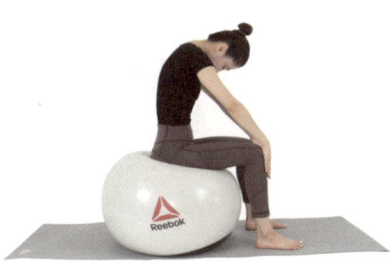

마시면서 : 심부코어를 수축하여 척추의 바른정렬을 유지한다.
내쉬면서 : 심부코어 수축 유지하며 경추부터 마디마디 앞으로 숙인다.

스캐풀라 무브먼트 Scapula movement

운동목적 Protraction, Retraction 인지

Tip 짐볼을 껴안듯이 허그자세를 취한다.
체간의 정렬을 유지하며 상승모근이 쓰이지 않도록 실시한다.

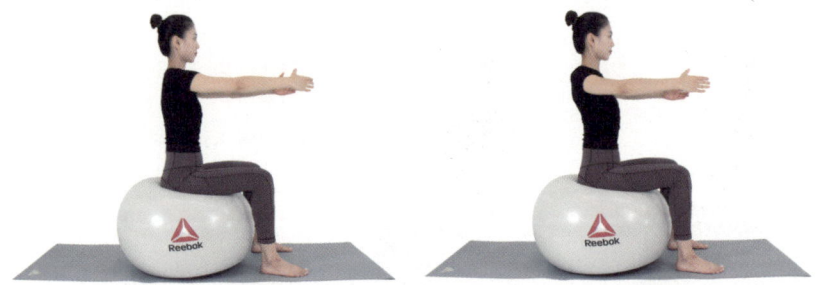

마시면서 : 허그 자세로 팔을 멀리 보내며 견갑을 전인 한다.
내쉬면서 : 양팔은 유지한 채 견갑끼리 모이도록 후인 한다.

롤업 & 롤백 Roll up & Roll back

운동목적 코어트레이닝

Tip 상승모근이 쓰이지 않도록 주의하며 손을 멀리 뻗는다
척추를 마디마디 분절하며 실시한다.

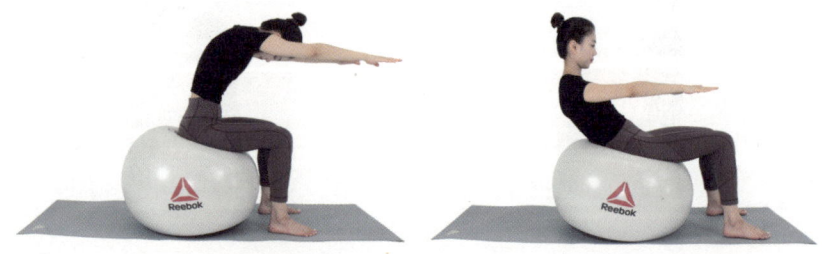

마시면서 : C-curve 유지하여 복부 수축한다.
내쉬면서 : 복부 수축 유지하여 척추를 마디마디 내려놓는다.

롤업 & 롤백 Roll up & Roll back

운동목적 척추 분절, 복근 강화

Tip 상승모근이 쓰이지 않도록 주의하며 손을 이마에 대고 고정한다.
골반이 움직이지 않도록 주의하고 척추를 마디마디 분절하며 실시한다.

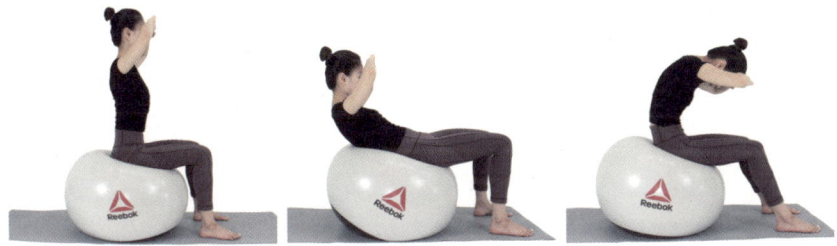

마시면서 : 심부코어 수축하여 천골부터 마디마디 뒤로 넘어간다.
내쉬면서 : 복부 수축하여 경추부터 마디마디 앞으로 넘어온다.

싯 백 Sit Back

운동목적 복부강화

Tip 짐 볼에서 미끄러지지 않도록 주의한다.
턱이 하늘 방향으로 들리지 않게 주의한다.

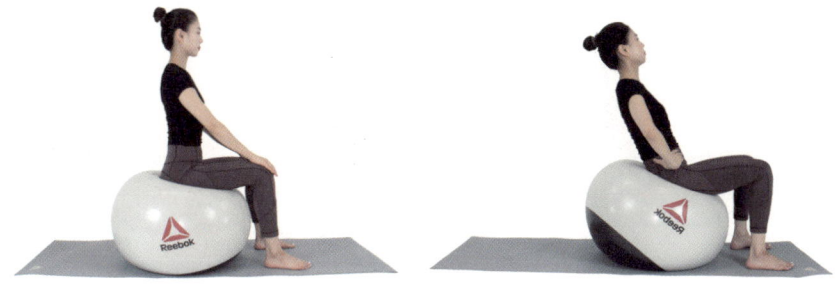

마시면서 : 심부코어를 수축하여 척추의 바른 정렬을 유지한다.
내쉬면서 : 심부코어 수축 유지하여 상체를 뒤로 기울인다.

스파인 롤 백 위드 로테이션 Spine roll back with rotation

운동목적 코어트레이닝(복근 강화)

Tip 복부 근육의 신장성 수축에 대한 감각을 익히는데 집중한다.
체간의 정렬을 유지하며 상승모근이 쓰이지 않도록 실시한다.

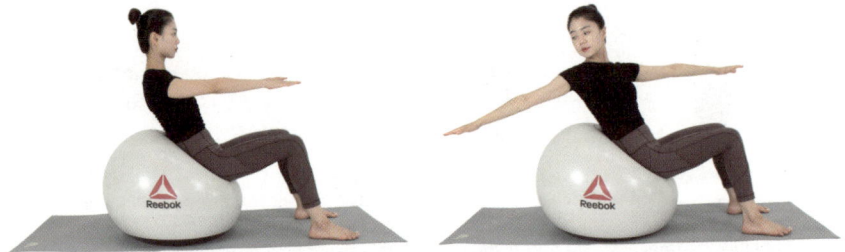

마시면서 : 골반은 후방경사하여 요추가 굴곡 되도록 앉는다.
내쉬면서 : 시선과 함께 트위스트 하며 한 팔 뒤로 길게 보낸다.

스파인 롤백 위드 로테이션 Spine roll back with rotation

운동목적 코어트레이닝(복근 강화)

Tip 복부근육의 신장성 수축에 대한 감각을 익히는데 집중한다.
체간의 정렬을 유지하며 상승모근이 쓰이지 않도록 실시한다.

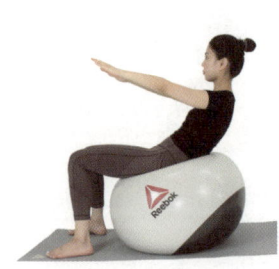 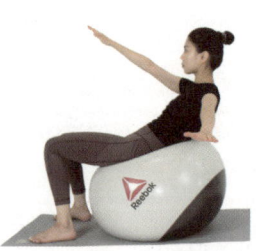 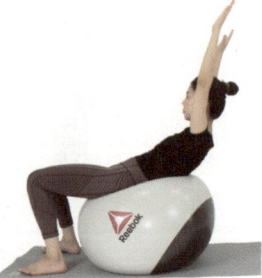

내쉬면서 : 배꼽을 척추방면으로 당겨 심부코어를 수축하여 한 손씩 수평외전한다.
마쉬면서 : 양 팔 머리 뒤로 든다.

사이드 로테이션 리프트 Side rotation lift

운동목적 코어 강화, 어깨 강화

Tip 짐 볼에서 미끄러지지 않도록 주의한다.
척추의 바른 정렬을 유지한다.

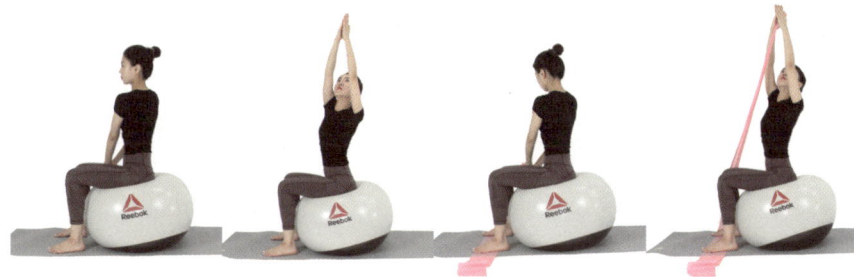

마시면서 : 볼 위에 앉아 양 손을 마주잡고 무릎 바깥쪽으로 위치한다.
내쉬면서 : 양 손을 머리위로 들어올리며 체간을 반대방향으로 트위스트한다.
응용동작 : 덤벨 또는 탄성 밴드를 잡고 수행하며, 움직임의 범위를 더 크게 하기 위해 양 발을 넓게 벌려 움직임의 범위를 발에서 반대편 어깨 너머로 연장한다.

짐볼 브릿지 Gym ball brige

운동목적 둔근 강화 운동

Tip 상하 움직임만 만들면서 실시한다.
무릎을 짐볼 반대방향으로 밀어주며 실시한다.

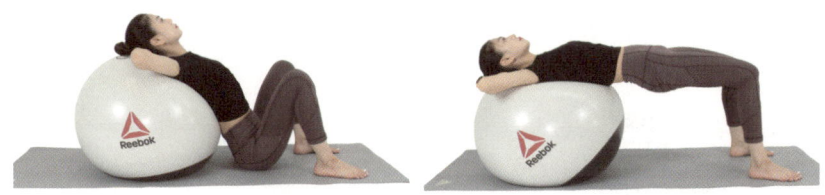

마시면서 : 무릎을 접고 등 뒤에 짐볼을 두고 기댄다.
내쉬면서 : 엉덩이부터 분절하여 견갑하각까지 올라간다.

짐볼 브릿지 2 Gym ball brige 2

운동목적 둔근 강화 운동

Tip 상하 움직임만 만들면서 실시한다.
무릎을 짐볼반대 방향으로 밀어주며 실시한다.

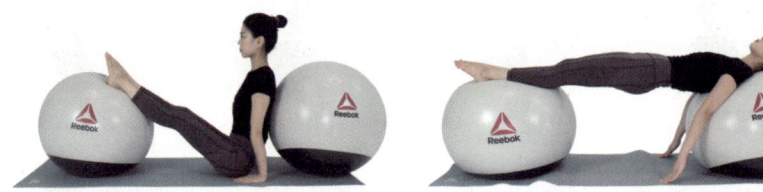

마시면서 : 양발을 짐볼위에 올리고 등 뒤에 짐볼을 두고 기댄다.
내쉬면서 : 상체는 짐볼에 기댄상태에서 고관절 신전하며 엉덩이를 들어올린다.

원 레그 컨트롤 백 Control back – one leg

운동목적 고관절 굴곡근, 신전근 강화 운동

Tip 손바닥이 체간을 향할 수 있도록 내회전 하여 짚는다.
체간이 굴곡하지 않도록 주의한다.

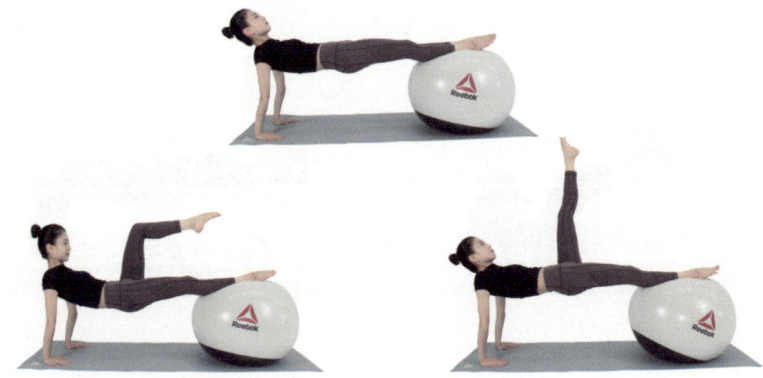

마시면서 : 컨트롤 백 자세에서 한쪽 다리는 테이블 탑을 유지한다.
내쉬면서 : 다리를 쭉 펴서 하늘 방면으로 뻗는다.

니 익스텐션 Knee Extension

운동목적 대퇴사두 강화

Tip 무게중심이 좌골에 위치하도록 앉는다.
체간이 흔들리거나 골반이 좌우로 밀리지 않도록 주의한다.

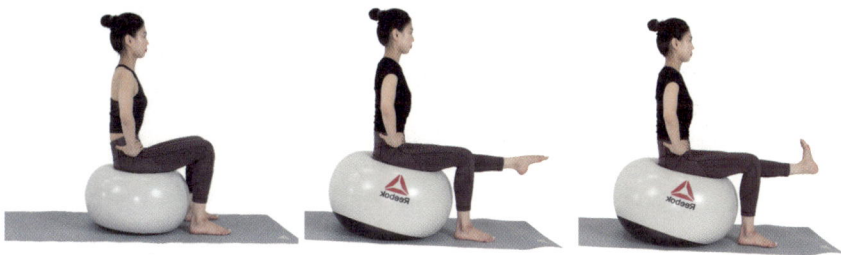

마시면서 : 짐볼에 앉아 양손을 골반위에 위치한다.
내쉬면서 : 발끝을 멀리 뻗어 무릎을 펴준다.
응용동작 : 무릎을 신전한 상태에서 발끝으로 알파벳(A,B,C)을 그린다.

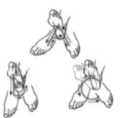

시팅 프론트 킥 Sitting front kick

운동목적 코어트레이닝

Tip 골반을 후방경사 할 때 명치와 치골이 가까워지게 수축한다.
다리가 제자리로 돌아올 때 복부에 신장성 수축을 유지한다.

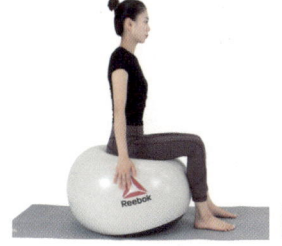 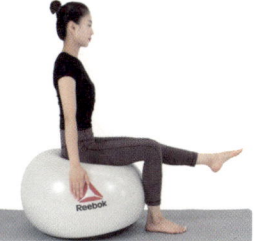 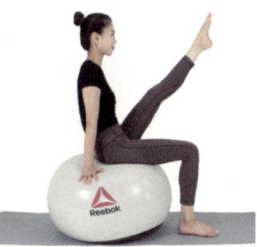

마시면서 : 척추의 바른 정렬을 유지하여 발끝 저측 굴곡 한다.
내쉬면서 : 골반 후방경사를 만들며 다리를 위로 뻗는다.

스텝 바이 스텝 Step by step

운동목적 코어트레이닝

Tip 무게 중심이 좌골 에 위치 할 수 있도록 앉는다.
심부코어의 수축으로 척추의 바른 정렬을 유지할 수 있도록 한다.

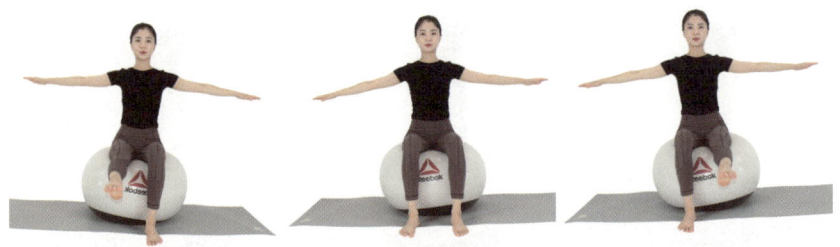

마시면서 : 심부코어를 수축하여 척추의 바른 정렬을 유지한다.
내쉬면서 : 발끝을 처측 굴곡 하고 무릎을 골반높이까지 들어준다.

스텝 바이 스텝 Step by step

운동목적 코어트레이닝

Tip 무게 중심이 좌골 에 위치 할 수 있도록 앉는다.
심부코어의 수축으로 척추의 바른 정렬을 유지할 수 있도록 한다.

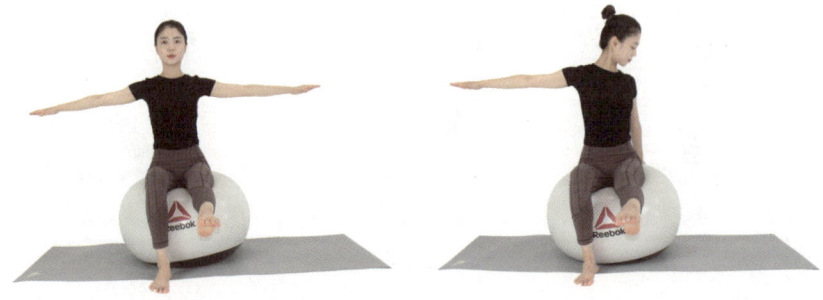

마시면서 : 심부코어를 수축하여 양팔 벌려 한 다리 든다.
내쉬면서 : 척추 로테이션하며 한 팔 뒤로 보낸다.

짐볼 밸런스 Balance Ball

운동목적 밸런스 향상

Tip 짐 볼에서 미끄러지지 않도록 주의한다.
무게중심을 좌골에 위치하게 앉고 척추의 바른 정렬을 유지한다.

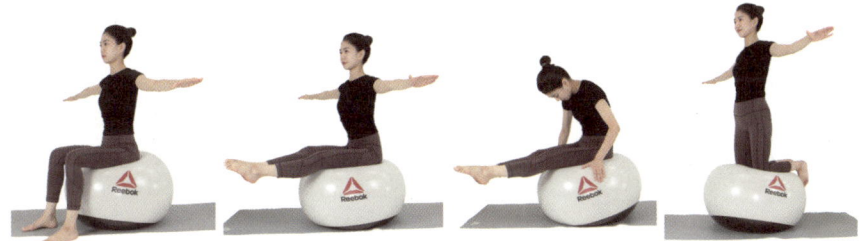

마시면서 : 짐 볼 위에 양팔을 벌리고 앉는다.
내쉬면서 : 양 무릎을 펴 짐 볼 위에서 중심을 잡는다.
응용동작 : 1. 양 손으로 짐 볼의 양 측면을 잡고 체간을 굴곡 시킨다.
2. 심부코어를 수축하여 짐볼 위에 머리부터 무릎까지 바른 정렬을 유지한다.

밸런스 트레이닝 Balance Training

운동목적 코어 강화와 밸런스 향상

Tip 미끄러지지 않도록 주의한다.
심부코어의 수축으로 척추의 바른정렬을 유지하며 실시한다.

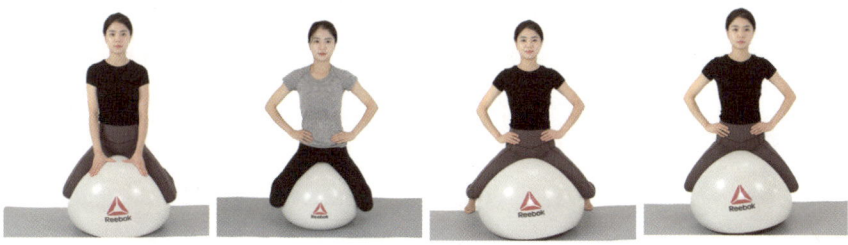

마시면서 : 짐볼 위에 무릎을 얹은 상태에서 양손으로 짐볼 잡아 균형을 유지한다.
내쉬면서 : 양손을 골반 위에 위치하고 머리부터 고관절까지 중립을 유지하여 균형을 잡는다.
응용동작 : 초보자는 발끝이 지면에 닿거나 벽에 잡고 수행한다.
상급자는 양 발 끝을 지면에서 떨어트린다.

짐볼 밸런스 Balance Ball

운동목적 밸런스 향상

Tip 짐 볼에서 미끄러지지 않도록 주의한다.
무게중심을 좌골에 위치하게 앉고 척추의 바른 정렬을 유지한다.

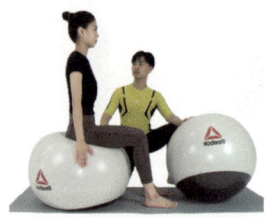 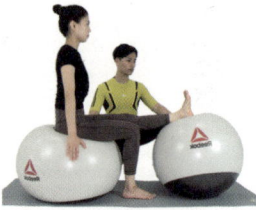 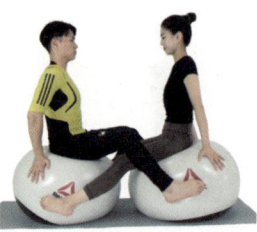

마시면서 : 심부코어를 수축하여 척추의 바른 정렬을 유지한다.
내쉬면서 : 한발을 앞의 짐볼 위에 올려놓고 중심을 잡는다.
응용동작 : 양 발을 다 올리고 손으로는 짐볼을 지지하여 균형을 잡는다.
　　　　　파트너와 함께 마주보고 짐볼에 앉아 서로 상대방의 짐볼을 발로 지지하여 균형을 잡는다.

짐볼 플렉션 & 사이드 밴드 Flexion & Side bend

운동목적 전면삼각근 외 견관절 굴곡근 강화

Tip 무게중심이 좌골에 위치할 수 있게 척추정렬을 유지한다
Flexion 시에 상승모근이 쓰이지 않도록 주의한다.

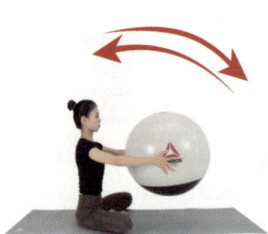 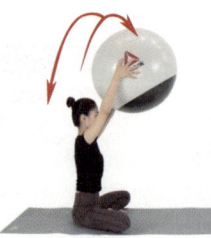 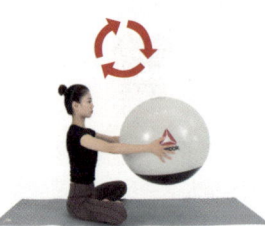

마시면서 : 척추의 정렬을 유지하여 짐볼을 잡는다.
내쉬면서 : 척추의 정렬을 유지하여 짐볼 위로 올린다.
응용동작 : 짐볼을 잡은 손으로 큰 원을 그린다.

레그 프레스 Leg press

운동목적 코어트레이닝

Tip 무게중심이 좌골에 위치할 수 있도록 한다.
척추에 반동으로 인한 움직임이 일어나지 않도록 주의한다.

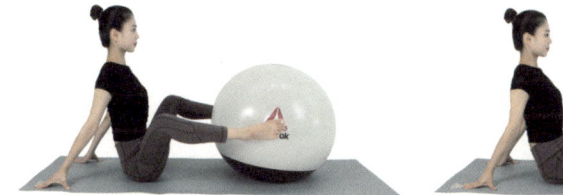

마시면서 : 척추의 바른 정렬을 유지하여 무릎을 몸쪽으로 당긴다.
내쉬면서 : 심부코어 수축 유지하여 발끝을 멀리 보낸다.

레그 프레스 Leg press

운동목적 코어트레이닝

Tip 요추를 굴곡하여 후방경사를 만든다.
경추와 흉추를 늘려주고 배꼽을 당겨준다.

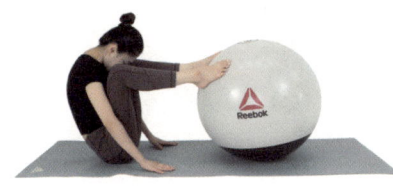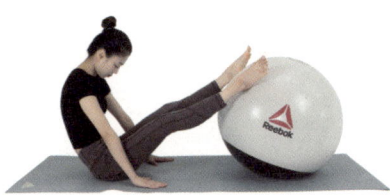

마시면서 : C-curve를 유지한 상태에서 무릎을 몸쪽으로 당긴다.
내쉬면서 : 복부를 수축하여 발끝을 멀리 보낸다.

C – 커브 C-curve

운동목적 척추 스트레치

Tip 무게 중심이 좌골 뒤쪽에 위치 할 수 있도록 앉는다.
경추부터 흉추, 요추까지 늘어나는 느낌을 유지하고 배꼽을 당기며 실시한다.

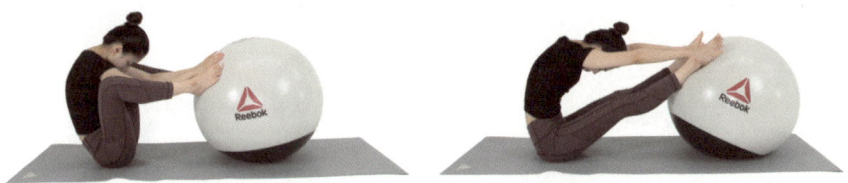

마시면서 : 짐볼위에 손을 얹고 무릎을 몸쪽으로 당긴다.
내쉬면서 : 손을 얹은 채로 짐볼 앞으로 밀어주며 상체를 굽히고 다리를 뻗는다.

로테이션 & 스파인 스트레치 Rotation & Spine stretch

운동목적 코어트레이닝

Tip 요추를 굴곡하여 후방경사를 만들고 경추와 흉추를 늘린다.
C-curve 시에 복부 수축에 집중한다.

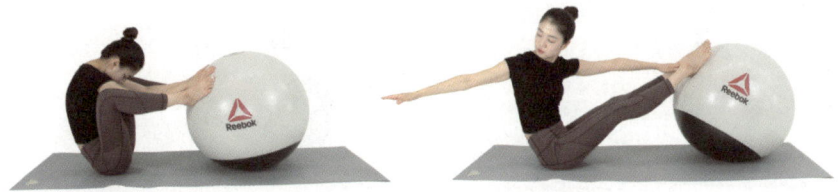

마시면서 : 발끝 당겨오며 C-curve 만든다.
내쉬면서 : 발끝 멀리 보내며 시선과 함께 팔을 수평외전한다.

스탑 스쿼트 Stop squat

운동목적 대퇴사두 강화

Tip 골반이 무릎보다 낮은 곳에 위치 할 수 있도록 한다.
발로는 지면을 밀어주고 대퇴사두의 수축을 느끼며 실시한다.

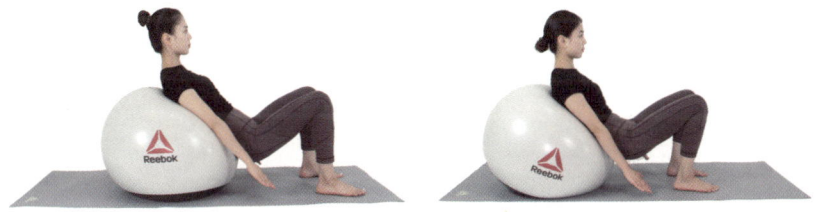

마시면서 : 심부코어를 수축하여 척추의 바른 정렬을 유지한다.
내쉬면서 : 복부의 수축과 함께 골반을 후방경사 만든다.

바운싱 시리즈 - 캥거루 점프 BOUNCING SERIES - KANGAROO

운동목적 고관절 신전근 강화운동

Tip 미끄러지지 않도록 주의한다.
착지 시에도 심부코어의 수축을 유지한다.

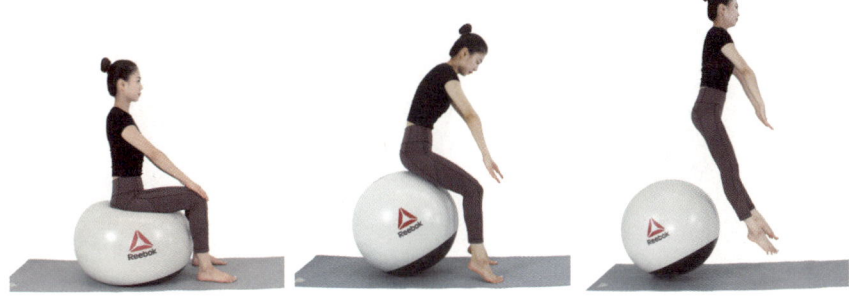

마시면서 : 심부코어를 수축하여 척추의 바른 정렬을 유지한다.
내쉬면서 : 정수리를 하늘방향으로 보낸다는 느낌으로 점프와 동시에 저측 굴곡 한다.

바운싱 시리즈 BOUNCING SERIES

운동목적 고관절 신전근 강화운동

Tip 무게중심이 좌골에 위치하게 않는다.
점프시에 체간이 기울지 않도록 주의한다.

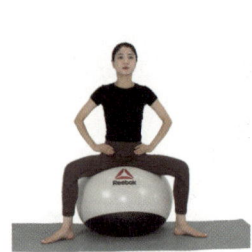 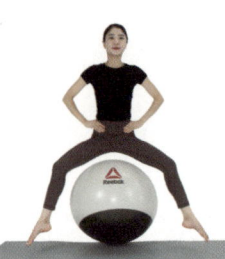 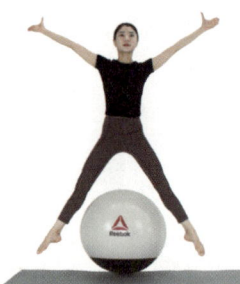

마시면서 : 짐볼에 앉아 고관절 외회전 하여 저측 굴곡 한다.
내쉬면서 : 점프와 동시에 두 손을 Y-raise 한다.

숄더 프레스 Seated Shoulder Press

운동목적 삼각근 강화

Tip 무게중심이 좌골에 위치하게 않는다.
요추가 과신전 되지 않도록 주의한다.

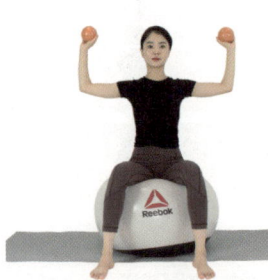 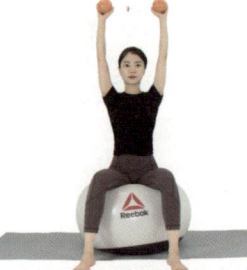 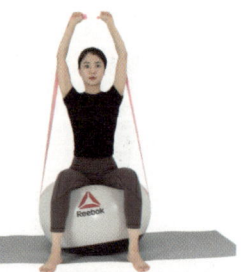

마시면서 : 짐볼 위에 앉아 골반 너비로 앉아, 토닝볼이 어깨 위에 놓이도록 잡고 팔꿈치를 옆으로 벌린다.
내쉬면서 : 토닝볼을 하늘 방향으로 든다.
응용동작 : 토닝볼 대신 탄성 밴드를 사용한다.

레터럴 레이즈 Lateral raise

운동목적 측면삼각근 강화 운동

Tip 무게중심이 좌골에 위치하게 앉는다.
상승모근이 쓰이지 않도록 귀와 어깨를 멀리하며 실시한다.

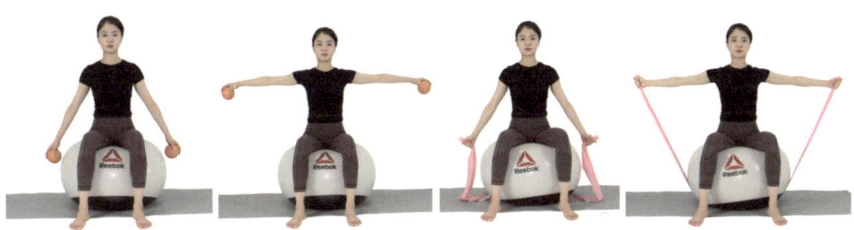

마시면서 : 짐볼 위에 앉아 골반 너비로 앉아 토닝볼을 들어 짐볼 옆에 둔다.
내쉬면서 : 팔을 약간 구부려 어깨 높이까지 토닝볼을 들어올린다.
응용동작 : 토닝볼 대신 탄성 밴드를 사용한다.

펙 덱 Pec Decs

운동목적 대흉근, 전면삼각근 강화 운동

Tip 무게중심이 좌골에 위치하게 앉는다.
상승모근이 쓰이지 않도록 귀와 어깨를 멀리하며 실시한다.

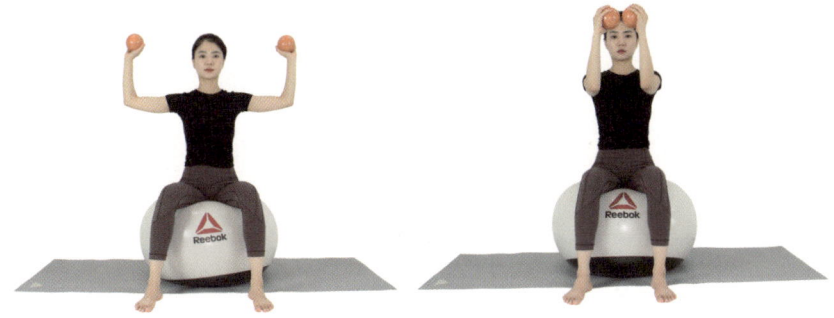

마시면서 : 양 팔을 구부려서 팔꿈치가 어깨 높이가 되도록 든다.
내쉬면서 : 팔꿈치가 가슴 앞에 모이도록 대흉근을 수축한다.

엎드린 자세 (Prone Position)

자세
- 이마를 매트에 또는 손등에 대고 엎드린다.
- 쇄골과 귀 사이를 멀게 한다.
- ASIS가 지면에 닿도록 한다.
- 요추가 신전 되지 않도록 한다.

※ ASIS : 골반의 앞쪽에 손을 위치했을때 만져지는 돌출된 부분

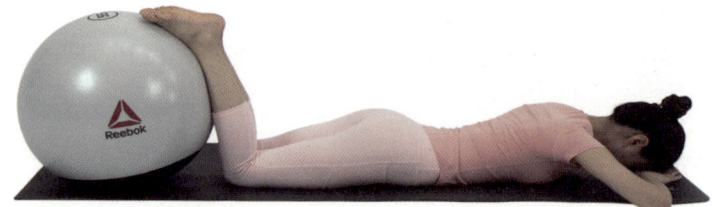

1. 운동 목적
- 바닥 엎드려서 짐볼을 활용한 하체와 상체의 기능을 향상시키고 척추 주변의 근육을 강화시킨다.

2. 운동 방법
- 바닥에 엎드려 다리와 엉덩이 사이에 짐볼을 끼우고 준비자세를 취한다.
- 양손은 이마 앞에 놓고 양 손바닥을 바닥면을 짚는다
- 짐볼을 수축 시키며, 다리를 바닥에서 들어 올린다.

3. 응용 방법
- 엎드린 동작은 필라테스 기본자세로 여러 동작의 기초가 된다.
- 양 손으로 짐볼을 잡고 들었다가 제자리 로 돌아온다.
- 양 손으로 짐볼을 잡고 들었다가 제자리로 내려올 때 양쪽 다리를 같이 들었다가 내려놓는다.
- 양쪽 다리로 짐볼을 잡고 들었다가 내려올 때 양 손도 같이 들었다가 내려놓는다.

주의 사항
- 요추가 지나치게 신전되지 않도록 골반을 지면에 지그시 누른다.

프론 브레싱 prone breathing

운동목적 호흡 트레이닝

Tip 척추의 바른 정렬 상태를 인지 후에 실시한다.

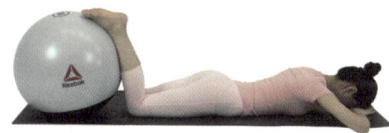

호흡
- 흡기시에 복부로 지면을 밀어낸다.
- 호기시에 배꼽이 척추에 닿는 느낌으로 당기며 외복사근을 수축하여 흉곽을 닫는다.
- 축성신장을 유지한다.

니 무브먼트 Knee movement

운동목적 슬관절 신전 Extension

Tip ASIS를 지면에 눌러주고 바닥에서 뜨지 않도록 주의한다.
슬관절의 신전근들을 제외한 다른 근육이 개입하지 않도록 주의한다.

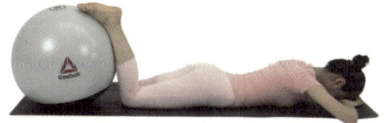 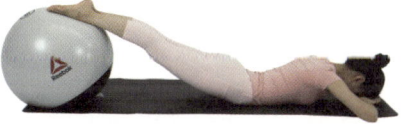

마시면서 : 심부코어를 수축하며 척추의 바른 정렬을 유지하고 발등으로 짐볼을 지그시 누른다.
내쉬면서 : 슬관절을 신전하며 발끝부터 골반이 일자가 되도록 한다.

레그 컬 Leg curl

운동목적 햄스트링 강화

Tip ASIS를 지면에 지그시 눌러준다
요추에 신전이 일어나지 않도록 심부코어의 수축을 유지한다.

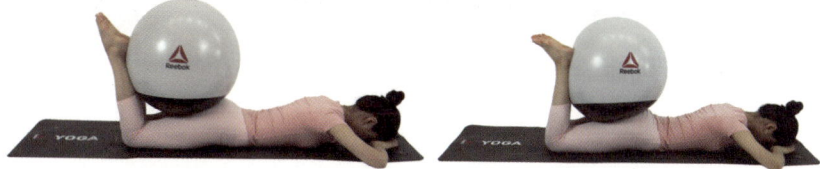

마시면서 : 심부코어를 수축하며 척추의 바른 정렬을 유지하고 발등으로 짐볼을 지그시 누른다.
내쉬면서 : 슬관절을 신전하며 발끝부터 골반이 일자가 되도록 한다.

원 레그 킥 One leg kick

운동목적 호흡트레이닝(Protraction, Retraction 인지)

Tip ASIS를 지면에 지그시 누른다.
발등을 지면에 지그시 눌러주고 상승모근이 쓰이지 않도록 주의한다.

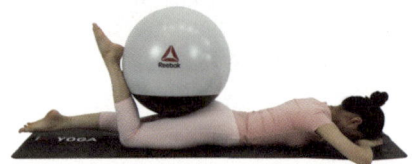 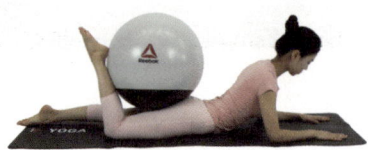

마시면서 : 이마를 지면에 대고 척추정렬 유지하며 한 다리 접어 짐볼을 터치한다.
내쉬면서 : 2 카운트씩 짐볼을 터치하고 스위치하여 얼터네이트로 반복한다.

프론 코브라 Prone cobra

운동목적 척추 신전근 강화

Tip 체간의 정렬을 유지하며 상승모근이 쓰이지 않도록 실시한다.
견갑골의 안정과 함께 흉추까지만 신전하도록 한다.

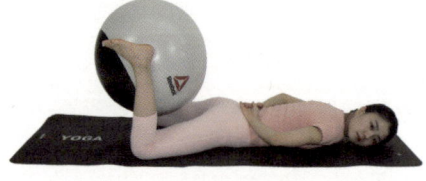 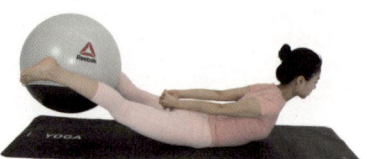

마시면서 : 짐볼을 양발로 잡고 엎드린다.
내쉬면서 : 상부 흉추를 신전하며 팔은 외회전하여 뒤로 당겨온다.

스완 - 롤백 Swan

운동목적 척추 분절

Tip ASIS를 지면에 지그시 누른다.
발등을 지면에 지그시 눌러주고 상승모근이 쓰이지 않도록 주의한다.

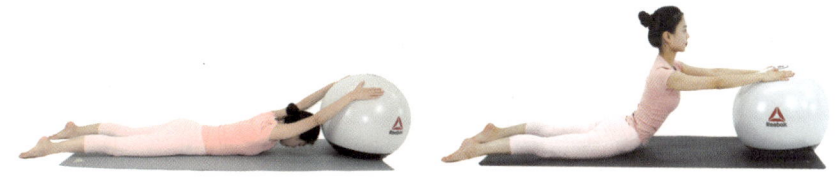

마시면서 : 짐볼을 위에 손을 얹고 엎드려 경추부터 천골까지 척추의 바른 정렬을 유지한다.
내쉬면서 : 양손으로 짐볼을 누르며 척추를 마디마디 신전 후 10초간 유지한다.

Y - 레이즈 Y-raise

운동목적 하부 승모근 강화

Tip ASIS를 지면에 지그시 누른다.
발등을 지면에 지그시 눌러주고 상승모근이 쓰이지 않도록 주의한다.

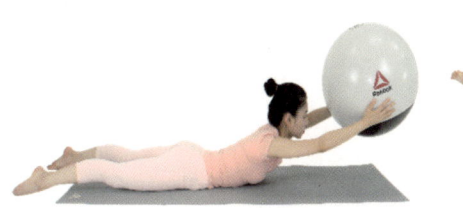 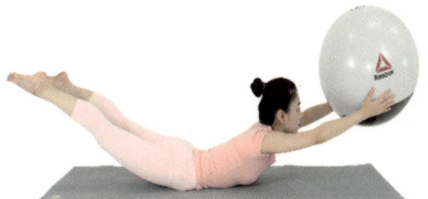

마시면서 : 짐볼을 잡고 경추부터 천골까지 척추의 바른 정렬을 유지한다.
내쉬면서 : 짐볼을 지면에서 멀어지도록 들어준다.
응용동작 : 양손으로 짐볼을 들고 양다리도 고관절 신전하며 든다.

스완 – 백 익스텐션 Swan – back extension

운동목적 척추 신전근 강화

Tip ASIS를 지면에 지그시 누른다.
경추부터 흉추까지 마디마디 분절하며 실시한다.

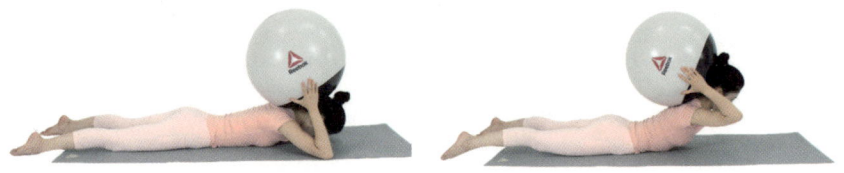

마시면서 : 짐볼을 머리 뒤에 위치하고 팔꿈치와 발등으로 지면을 지지한다.
내쉬면서 : 경추부터 상체를 신전한다.

스캐풀라 무브먼트 Scapula movement

운동목적 코어트레이닝(Protraction,Retraction 인지)

Tip 척추가 움직이지 않도록 주의한다.
체간의 정렬을 유지하며 상승모근이 쓰이지 않도록 실시한다.

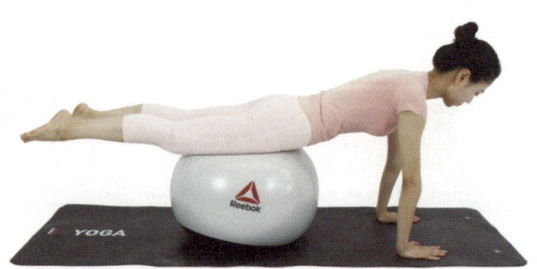

마시면서 : 척추정렬 유지하며 견갑을 전인한다.
내쉬면서 : 양팔은 유지한 채 견갑끼리 모이도록 후인 한다.
응용동작 : 한쪽 팔꿈치를 접으며 번갈아 가면서 들어 올린다.

힙 무브먼트 Hip movement

운동목적 고관절 신전 (둔근 인지)

Tip 복부를 짐볼에 기대어 척추의 바른 정렬을 유지한다.
요추가 과신전되지 않도록 심부코어를 수축하며 실시한다.

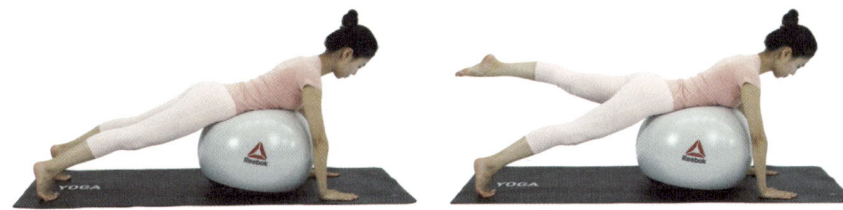

마시면서 : 심부코어를 수축하며 척추의 바른 정렬을 유지하고, 머리부터 발 끝까지 척추의 바른 정렬을 유지 한다.
내쉬면서 : 무릎을 편 상태에서 다리를 든다.

프론 코브라 Prone cobra

운동목적 척추 신전근 강화

Tip 발등으로 지면을 지긋이 눌러서 지지한다.

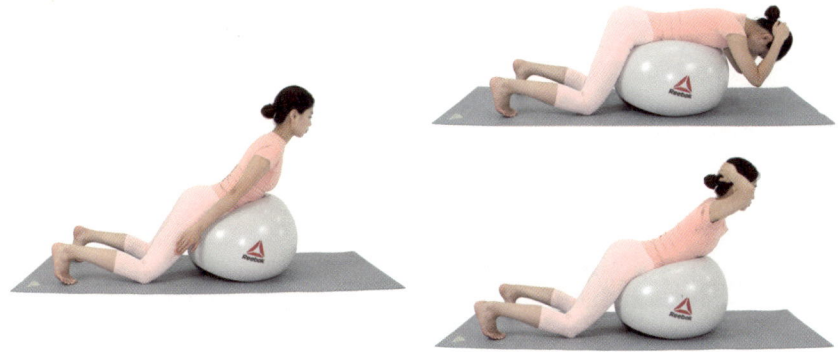

마시면서 : 짐볼에 복부를 기대고 엎드린다.
내쉬면서 : 경추부터 상체를 신전하여 일으킨다. 이때 양손은 체간에 나란히 붙이고 손끝을 멀리 뻗는다.
응용동작 : 머리 뒤에 양손을 위치하고 경추부터 상체를 신전하여 일으킨다.

스완 Swan

운동목적 척추 신전근 강화

Tip 척추정렬을 유지한다.
요추에 신전이 일어나지 않도록 심부코어의 수축을 유지한다.

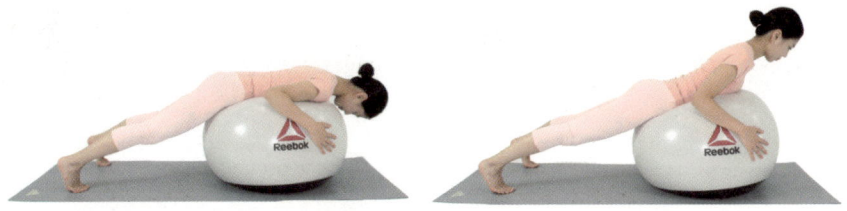

마시면서 : 견갑골을 전인하여 척추의 정렬을 유지한다.
내쉬면서 : 경추부터 발목까지 일직선 될 수 있도록 상체 신전한다.

푸쉬업 Push up

운동목적 전면삼각근, 상완이두근 강화

Tip 척추의 바른 정렬을 유지한다.
체간의 정렬을 유지하며 상승모근이 쓰이지 않도록 실시한다.

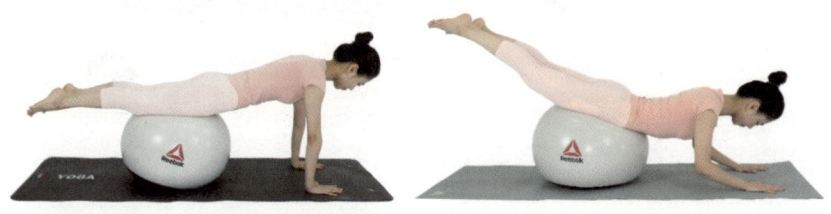

마시면서 : 척추정렬을 유지하며 견갑을 후인한다. 어깨와 손목은 수직이 되도록 한다.
내쉬면서 : 양팔을 구부리며 내려간다. 이때 다리는 척추의 정렬을 유지하며 든다.

롤링 푸시 Rolling push

운동목적 견갑 안정화 운동

Tip 척추정렬을 유지한다.
어깨와 손목이 수직선상에 위치하도록 한다.

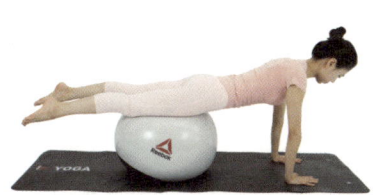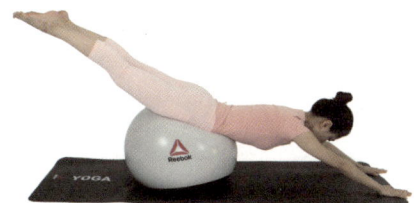

마시면서 : 척추의 바른 정렬을 유지하며 발등 저측굴곡 한다.
내쉬면서 : 몸통을 뒤로 보낸다.

롤링 푸시 2 Rolling push

운동목적 견갑 안정화 운동

Tip 심부코어의 수축을 유지하며 실시한다.
체간의 정렬을 유지하며 상승모근이 쓰이지 않도록 실시한다.

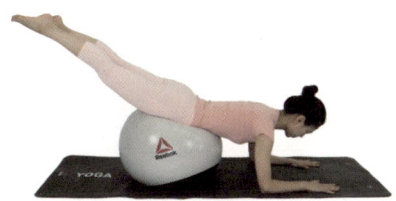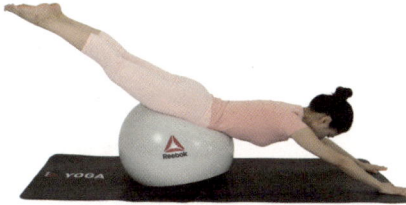

마시면서 : 척추의 바른 정렬을 유지하며 팔꿈치가 바닥에 닿도록 양팔을 구부린다.
내쉬면서 : 양팔을 펴주며 발끝을 멀리 보낸다.

스위밍 Swimming

운동목적 둔근 강화

Tip 흉곽이 쳐지지 않도록 심부코어의 수축을 유지한다.
요추의 신전이 일어나지 않도록 주의한다.

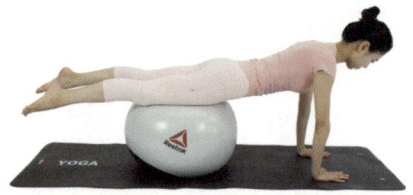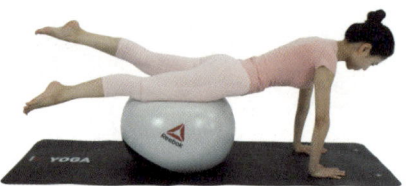

마시면서 : 심부코어의 수축과 함께 척추의 정렬을 유지한다.
내쉬면서 : 뻗은 두 다리 위 아래로 크로스 한다.

스완 다이브 Swan dive

운동목적 호흡트레이닝(코어 인지)

Tip 어깨와 손목이 수직에 위치할 수 있도록 한다.
심부코어의 수축으로 척추의 바른 정렬을 유지하며 실시한다.

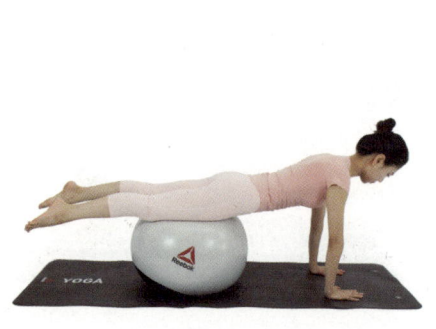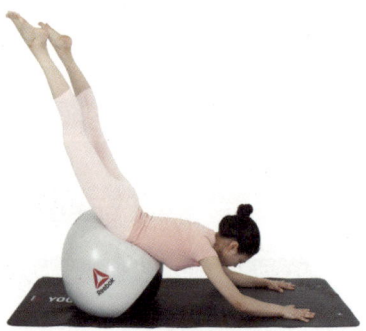

마시면서 : 짐볼 위에 다리를 얹고 발등 저측 굴곡 하며 쭉 뻗는다.
내쉬면서 : 척추의 신전을 유지하며 다리를 대각선 뒤로 뻗는다.

더블 레그 니 힙 익스텐션 Double leg knee hip extension

운동목적 둔근 강화 운동

Tip 배꼽을 당기며 실시한다.
둔부의 힘으로 다리를 들어올린다는 느낌으로 실시한다.

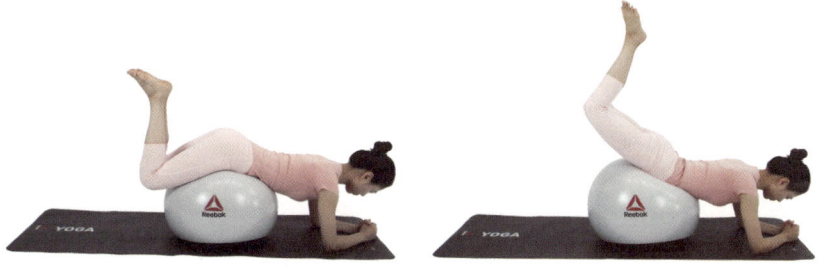

마시면서 : 몸통의 정렬을 유지하며 양발을 들어 올린다.
내쉬면서 : 체간을 유지하며 하늘을 향해 발을 올린다.

프론 코브라 2 Prone cobra 2

운동목적 척추 신전근 강화

Tip 체간의 정렬을 유지하며 상승모근이 쓰이지 않도록 실시한다.
견갑골의 안정과 함께 흉추까지만 신전하도록 한다.

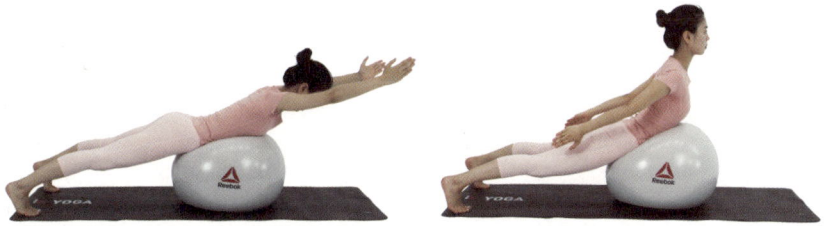

마시면서 : 심부코어 수축하며 척추정렬 유지한다. 두 팔도 앞으로 쭉 뻗는다.
내쉬면서 : 상부흉추를 신전하며 팔은 외회전하여 뒤로 당겨온다.

익스플로딩 Exploding

운동목적 척추 신전근 강화 운동

Tip 미끄러지지 않도록 주의한다.
빠르지 않은 속도로 천천히 실시한다.

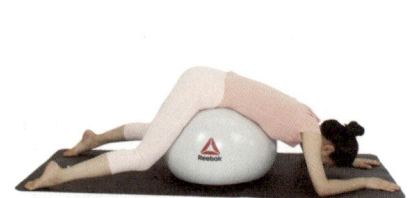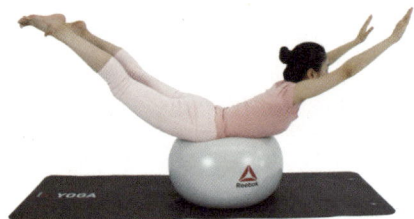

마시면서 : 짐볼을 몸으로 감싸 안듯이 엎드린다.
내쉬면서 : 양팔과 다리를 들어주며 경추부터 햄스트링까지 후면부 전부 신전한다.

플라이오 메트릭 푸시업 plyometric – push up

운동목적 견관절 강화 운동 / 순발력 향상

Tip 미끄러지지 않도록 주의한다.
상체가 내려올때 충격을 흡수하기 위해 신속하게 팔을 굽힌다.

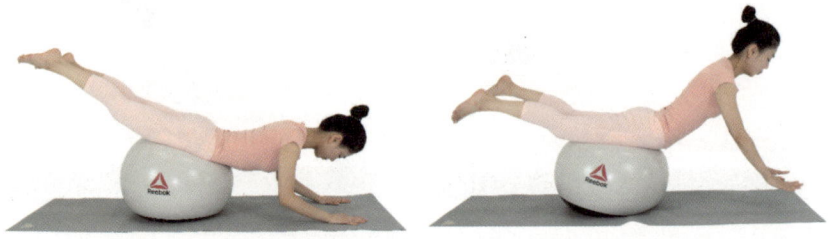

마시면서 : 짐볼위에 허벅지를 지지하고 머리부터 발끝까지 일자가 되도록 팔을 굽힌다.
내쉬면서 : 양손으로 지면을 밀어 팔꿈치 피며 상체를 하늘방향으로 띄운다.

힙 플렉션 Hip flexion

운동목적 호흡트레이닝(Protraction,Retraction 인지)

Tip 어깨와 손목이 수직에 위치할 수 있도록 한다.
심부코어의 수축으로 척추의 바른 정렬을 유지하며 실시한다.

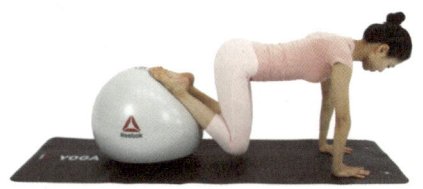 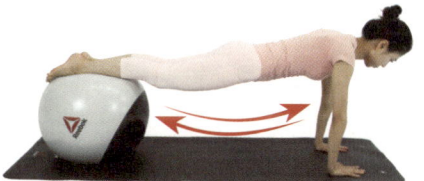

마시면서 : 심부코어를 잡고 발등으로 짐볼을 민다.
내쉬면서 : 경추부터 발목이 일직선이 되도록 한다.

힙플렉션 -트위스트 Twist

운동목적 외복사근 강화

Tip 어깨와 손목은 수직에 위치 할 수 있도록 한다.
수행시 체간이 틀어지지 않도록 실시한다.

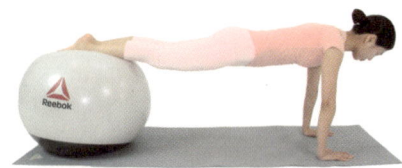 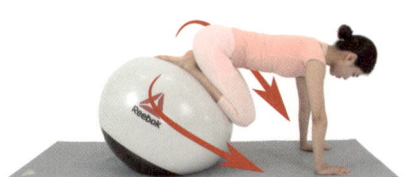

마시면서 : 머리부터 발끝까지 심부코어의 수축으로 척추의 바른 정렬을 유지한다.
내쉬면서 : 양팔은 유지한 채 무릎을 가슴 앞으로 끌어 당긴다.
응용동작 : 무릎을 대각선 방향으로 끌어올려 한쪽 외복사근을 수축하며 체간을 회전한다.

푸시업 Push Up

운동목적 척추 신전근 강화

Tip 흉곽이 쳐지지 않도록 심부코어의 수축을 유지한다.
요추의 신전이 일어나지 않도록 주의한다.

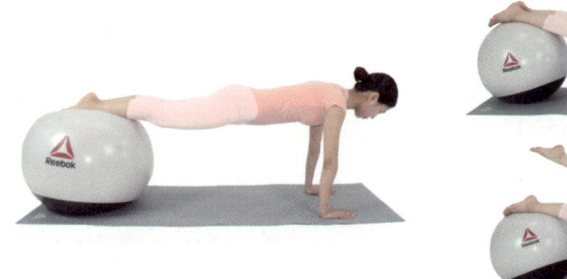
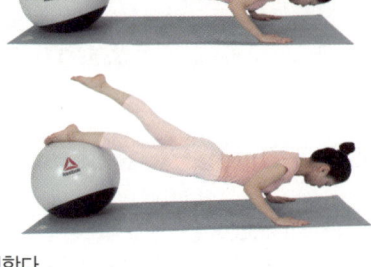

마시면서 : 심부코어의 수축과 함께 척추의 정렬을 유지한다.
내쉬면서 : 양팔은 접어주고 다리는 대각선 위로 뻗는다.
응용 동작 : 팔굽혀펴기 상태로 유지하며 한발씩 번갈아가며 들어 올린다.

파이크 Pike

운동목적 복근 강화 운동

Tip 머리부터 천골까지 척추정렬을 유지한다.
골반부터 발끝까지 정렬을 바르게 유지한다.

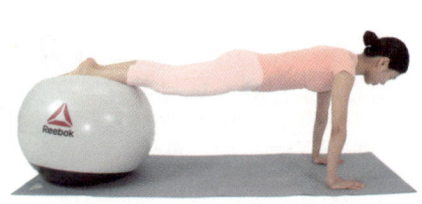
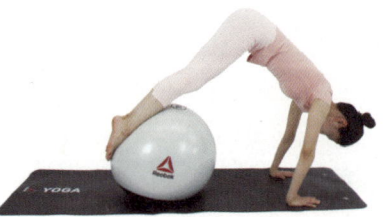

마시면서 : 심부코어의 수축과 함께 척추의 정렬을 유지한다.
내쉬면서 : 복부의 수축과 함께 엉덩이를 하늘방향으로 든다.
응용동작 : 파이크 자세에서 한쪽씩 다리를 띄워 올린다.

짐볼 푸시업 ball push up

운동목적 견관절 강화 운동/ 순발력 향상

Tip 미끄러지지 않도록 주의한다.
빠르지 않은 속도로 천천히 실시한다.

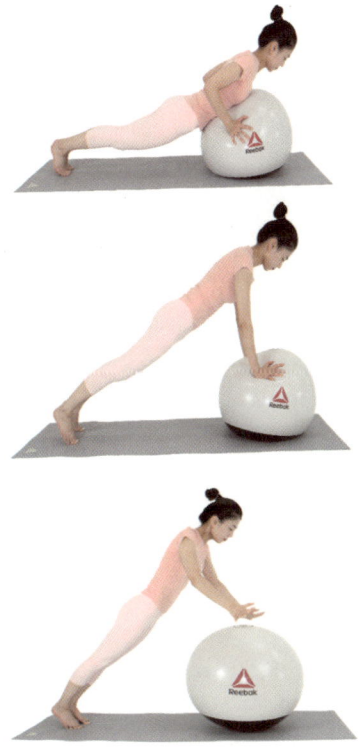

마시면서 : 짐볼을 가슴앞에 위치하도록 지지하며 슬관절 굴곡하고 머리와 발끝이 일자가 되도록 유지한다.
내쉬면서 : 슬관절을 신전하여 체간을 들어 올린다.
응용동작 : 양팔로 짐볼 밀면서 점프한다.

누운 자세 (Supine Position)

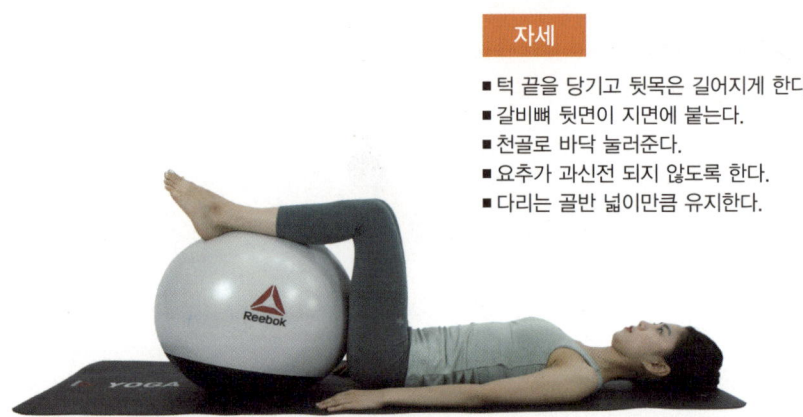

자세
- 턱 끝을 당기고 뒷목은 길어지게 한다.
- 갈비뼈 뒷면이 지면에 붙는다.
- 천골로 바닥 눌러준다.
- 요추가 과신전 되지 않도록 한다.
- 다리는 골반 넓이만큼 유지한다.

※ imprint 임프린트 : 배꼽을 척추쪽으로 누르는 것, 복부벽을 납작하게 하고, 허리근육을 길게 늘리고 강화시킨다.

1. 운동 목적
- 몸통을 바닥에 눕힌 자세에서 실시하는 볼 운동은 브리지 자세나 엎드린 자세보다 상대적으로 안정적이기 때문에 필라테스 초보자나, 환자 재활 및 컨디셔닝의 초기에 사용될 수 있는 기본자세이다.
- 볼을 시작하는 위치에 따라 주로 팔, 다리 등의 사지 관절의 움직임을 실시할 수 있으며 이를 통해 사지 분절의 근력과 협응력을 강화할 수 있다.

2. 운동 방법
- 바르게 눕고, 양손을 엉덩이 근처의 바닥에 안정적으로 놓는다.
- 다리를 볼 위에 올려서 종아리가 볼의 정상에 놓는다.
- 누운 자세에서 볼을 무릎 아래에 두었을 때 볼의 높이는 대퇴골의 대결절과 무릎의 관절선 사이의 거리 정도면 적정하다.

3. 응용 방법
- 볼을 신체에 부착하는 위치에 따라 운동 형태를 변화시킬 수 있다.
- 보우 양 쪽 발 사이에 견고하게 끼워 다양한 동작을 실 시 할 수 있다.
- 볼을 양 손 혹은 아래 팔 부위에 진 고하게 끼워 동작을 실 시 할 수 있다.

4. 주의 사항
- 볼과 함께 움직이는 동안 몸통의 움직임을 통제해야 한다.
- 볼이 몸통에서 벗어 날수록 복부와 허리의 부담으로 자세가 흔들릴 수 있음으로 이를 통제해야 한다.
- 볼이 움직이는 동안 몸통의 중립 자세를 유지하되 지나친 긴장이 일어나 지 않도록 해야 한다.

슈파인 브레싱 Supine breathing

운동목적 호흡 트레이닝

Tip 척추의 바른정렬 상태를 인지 후에 실시한다.

호흡
- 축성신장을 유지한다.
- 흡기시에 갈비뼈 뒤쪽으로 공기를 밀어준다.
- 호기시에 외복사근 수축한다.

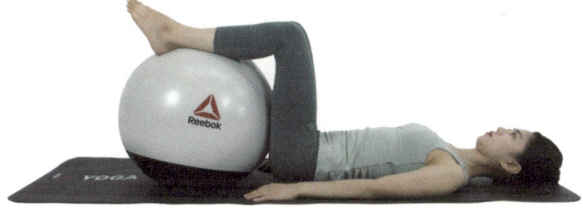

짐볼 힙 리프트 Hip lift

운동목적 장요근 운동

Tip 굴곡시에 허리의 아치를 유지하며 실시한다.
뒷꿈치를 서로 대항하며 실시한다.

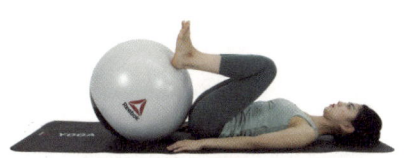 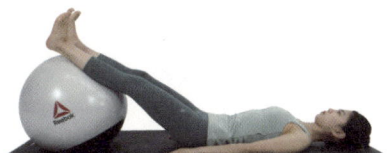

마시면서 : 심부코어를 수축하며 척추의 바른정렬을 유지하고 고관절을 굴곡한다.
내쉬면서 : 짐볼을 밀어내며 고관절을 신전 한다.

프로그 스위밍 Prog swimming

운동목적 고관절 활성화

Tip 허리가 뜨지 않도록 배꼽을 당긴 상태를 유지한다.
짐볼 위에 가볍에 발을 얹은 상태를 유지하며 실시한다.

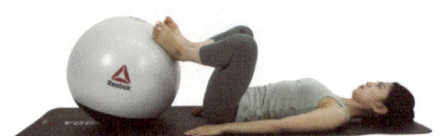 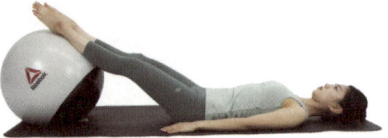

마시면서 : 심부코어를 수축하며 척추의 바른정렬을 유지한 후 무릎을 접어 프로그포지션을 한다.
내쉬면서 : 짐볼을 밀며 다리를 뻗는다.

원레그 플렉션 One leg flexion

운동목적 장요근 강화

Tip 요추가 신전되지 않을 정도로 다리를 뻗는다.
Imprint를 유지한 상태에서 실시한다.

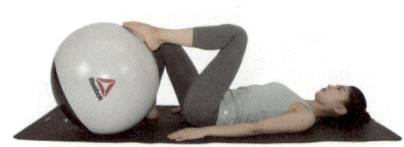 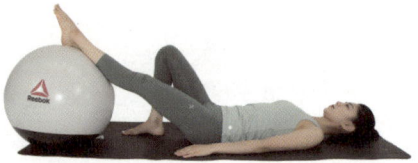

마시면서 : 심부코어를 수축하며 척추의 바른정렬을 유지한 후, 한 발은 고관절을 굴곡하여 짐볼 위에 얹는다.
내쉬면서 : 짐볼에 얹은 다리로 짐볼을 밀어내며 뻗는다.

로테이션 Rotation

운동목적 요방형근 활성화

Tip 척추의 바른정렬을 유지하며 실시한다.
견갑골이 뜨지 않도록 지면을 눌러주며 실시한다.

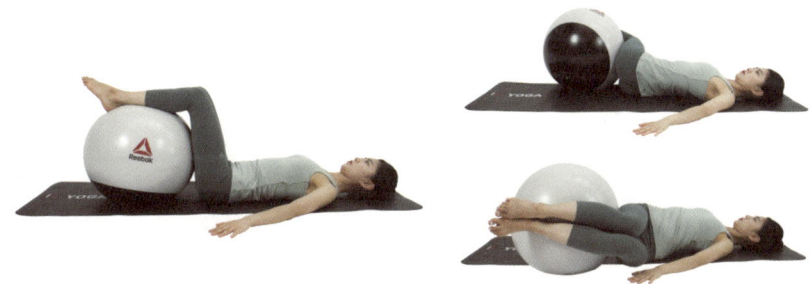

마시면서 : 심부코어를 수축하며 척추의 바른정렬을 유지한 후 짐 볼위에 두다리를 올려준다.
내쉬면서 : 겨갑이 뜨지 않도록 지면에 지그시 눌러주고 종아리로 짐볼을 지그시 눌러준 상태로 로테이션한다.

힙 로테이션 Hip Rotation

운동목적 내전근과 복횡근의 활성화

Tip 척추의 바른정렬을 유지하며 실시한다.
견갑골이 뜨지 않도록 지면을 눌러주며 실시한다.

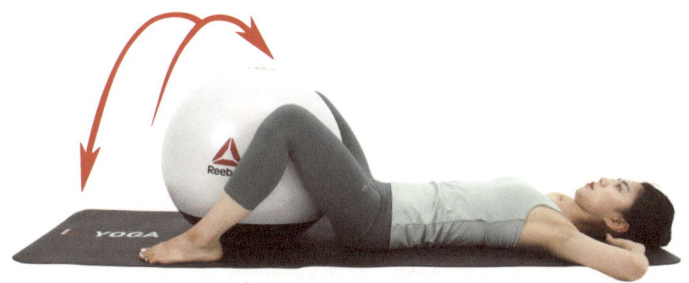

마시면서 : 무릎 사이에 짐볼을 놓고 심부코어를 수축하며 척추의 바른정렬을 유지한다.
내쉬면서 : 견갑이 뜨지않도록 지면에 지그시 눌러주고 종아리로 짐볼을 지그시 눌러준 상태로 로테이션한다.

힙 로테이션 Hip joint Rotation

운동목적 고관절 회전근 활성화

Tip 척추의 바른정렬을 유지하며 실시한다.
견갑골이 뜨지 않도록 지면을 눌러주며 실시한다.

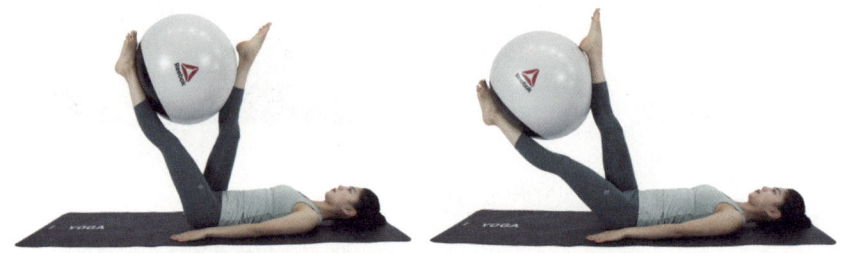

마시면서 : 심부코어 수축과 함께 척추의 바른정렬을 유지하고 양발에 짐볼을 끼우고 하늘방향으로 들어올린다.
내쉬면서 : 짐볼이 떨어지지 않도록 꽉 잡고 핸들 돌리듯 좌, 우로 로테이션 한다.

시저스 레이즈 Scissors raise

운동목적 고관절 굴곡근 강화

Tip 요추가 신전되지 않도록 imprint를 유지한다.
복부를 신장성 수축하며 실시한다.

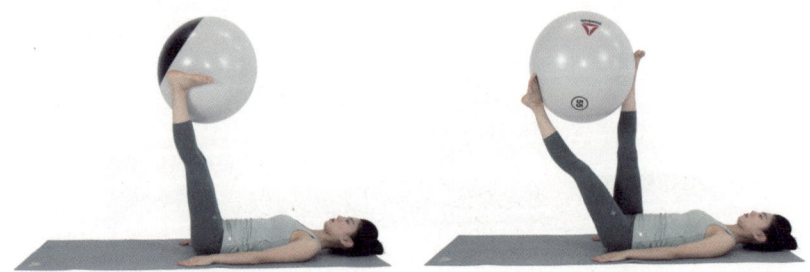

마시면서 : 심부코어를 수축하며 다리 앞 뒤로 교차해 짐볼을 끼운다.
내쉬면서 : 심부코어를 수축하며 짐볼을 그대로 끌고 내려온다.

브릿지 Bridge

운동목적 척추 분절, 둔근 수축 인지

Tip 척추의 바른정렬을 유지한다.
척추 마디마디 하나씩 분절하며 실시한다.

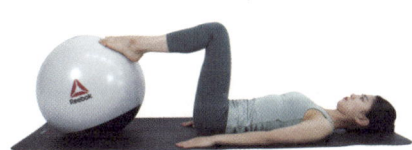 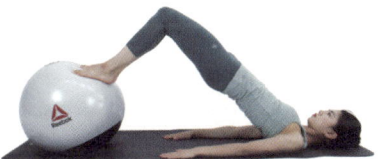

마시면서 : 심부코어를 수축하며 척추의 바른정렬을 유지한 후 두발을 짐볼 위에 올린다.
내쉬면서 : 천골에서 하각까지 분절하여 고관절을 신전한다.

브릿지 시리즈 2 Bridge

운동목적 척추 분절, 둔근 수축 인지

Tip 척추의 바른정렬을 유지한다.
척추 마디마디 하나씩 분절하며 실시한다.

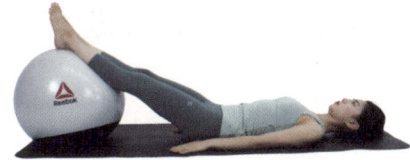 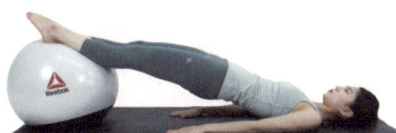

마시면서 : 심부코어를 수축하며 척추의 바른정렬을 유지해 두 다리를 짐볼 위에 올린다.
내쉬면서 : 고관절을 신전하여 척추를 일직선으로 만든다.

브릿지 시리즈 3 Bridge

운동목적 척추 분절, 둔근 수축 인지

Tip 척추의 바른정렬을 유지한다.
척추 마디마디 하나씩 분절하며 실시한다.

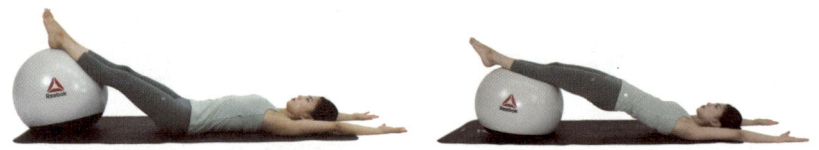

마시면서 : 심부코어를 수축하며 척추의 바른정렬을 유지하며 다리는 짐볼 위에 둔 채로 두 손을 만세 한다.
내쉬면서 : 고관절을 신전하여 척추 마디마디 분절하여 일직선으로 만든다.

브릿지 시리즈 4 Bridge

운동목적 코어트레이닝

Tip 체간의 반동으로 인한 척추의 움직임을 방지하기 위해 심부코어의 수축과 imprint를 유지한다. 양팔을 들어올릴 시 흉추가 신전되지 않도록 주의한다.

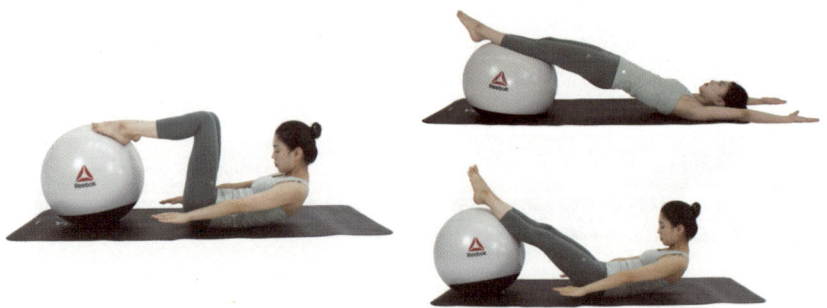

마시면서 : 심부코어를 수축하고 두 다리를 짐 볼위에 테이블탑한 후 curl up 한다.
내쉬면서 : 두 다리는 짐볼을 밀어 고관절을 신전하고 두 팔은 머리위로 만세를 해 체간을 일직선으로 만든다.
마시면서 : 심부코어를 유지해 curl up 한다.

브릿지 시리즈 5 - 원 레그 브릿지 One leg bridge

운동목적 둔근 강화 운동

Tip 발바닥으로 짐볼을 눌러주며 실시한다. 다리를 드는동안 체간의 정렬을 유지하며 실시한다. 무릎을 짐볼쪽으로 밀어주며 실시한다.

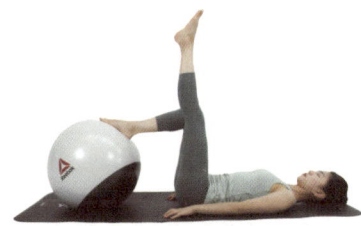 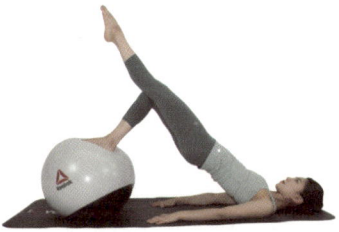

마시면서 : 한 다리 무릎을 접어 발 아래에 짐볼을 두고 한 다리는 무릎 펴 하늘 방향으로 뻗는다.
내쉬면서 : 심부코어를 유지해 엉덩이부터 분절하여 하각까지 올라간다.

브릿지 시리즈 6 - 펌핑 Bridge -pumping

운동목적 코어트레이닝(둔근 강화)

Tip 둔근의 수축에 집중한다.
고관절 신전시에 요추의 신전이 일어나지 않도록 주의한다.

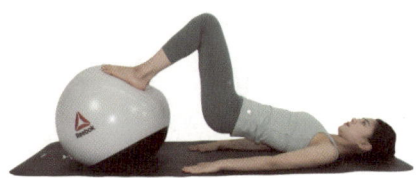 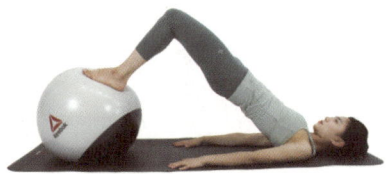

마시면서 : 심부코어를 수축하여 두발을 짐볼 위에 두고, 고관절을 굴곡하면서 지면에서 들어준다.
내쉬면서 : 지면에서 떠있는 상태로 흉추부터 천골까지 중립상태가 될 수 있도록 고관절을 신전한다.

브릿지 시리즈 7 - 슬라이드 브릿지 Slide bridge

운동목적 코어트레이닝(둔근 강화)

Tip 둔근의 수축에 집중한다.
고관절 신전시에 요추의 신전이 일어나지 않도록 주의한다.

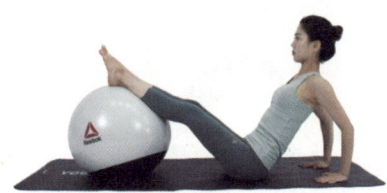 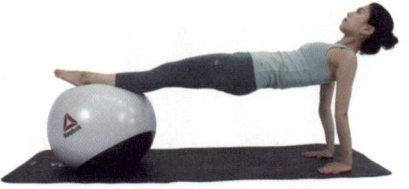

마시면서 : 발을 짐볼 위에 얹고 양손은 고관절 뒤에 위치한다.
내쉬면서 : 고관절을 신전하면서 두발을 멀리보낸다. 발부터 흉추까지 일직선 되도록 한다.

롤 오버 -1 Roll over

운동목적 코어트레이닝(AB complex)

Tip 허리가 과하게 꺾이지 척추정렬을 유지한다.
제자리로 돌아갈때 복근의 신장성 수축을 유지한다.

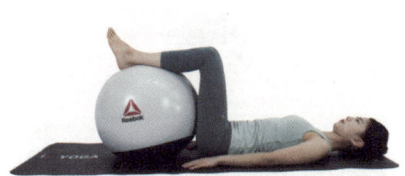 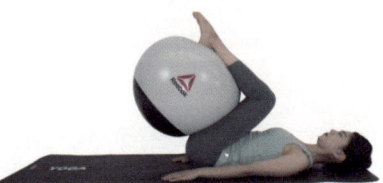

마시면서 : 심부코어를 수축하며 척추의 바른정렬을 유지하며 비복근과 햄스트링 사이에 짐볼을 끼운다.
내쉬면서 : 치골과 명치가 가까워지는 느낌으로 복부를 수축하며 무릎 접어 가슴앞으로 당긴다.

롤 오버 - 2 Roll over

운동목적 코어트레이닝

Tip 복부 수축시 반동이 쓰이지 않도록 주의한다.
제자리로 돌아갈 때 허리가 과하게 꺾이지 척추정렬을 유지한다.
제자리로 돌아갈 때 신장성 수축을 유지한다.

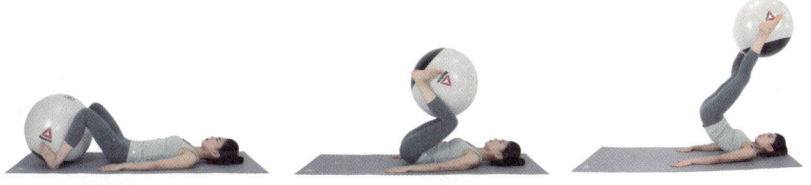

마시면서 : 심부코어 수축하며 척추의 바른정렬을 유지하고 다리 아래에 짐볼을 끼운다.
내쉬면서 : 천골부터 말아서 짐볼 낀 다리를 가슴 앞으로 당겨온다.
응용동작 : 양발에 짐볼을 끼우고 무릎이 가슴앞에 위치 했을 때 하늘방향으로 짐볼을 밀어 올린다.

레그 레이즈 Leg raise

운동목적 코어트레이닝

Tip Imprint를 유지하며 실시한다.

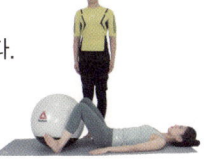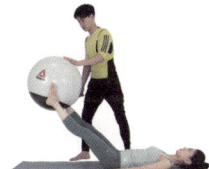

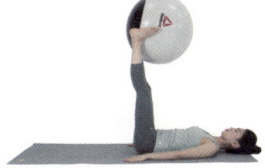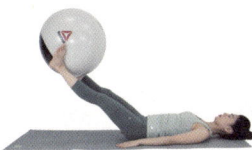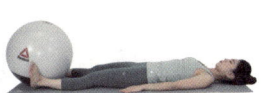

마시면서 : 심부코어를 수축하며 척추의 바른정렬을 유지한 후 짐볼을 두 발 사이에 끼워 하늘방향
으로 뻗어준다.
내쉬면서 : 요추가 신전되지 않도록 짐볼을 아래로 내려준다.
응용동작 : 양손으로 바닥을 지지하고 양발 사이에 짐볼을 끼워 슬관절을 굴곡한다. 45도로 슬관절
을 신전한다. 이때 지도자는 반대방향으로 짐볼을 밀어 강도를 높인다.

롤 오버 - 3 Roll over

운동목적 코어트레이닝, 척추 분절

Tip 짐볼 이동시에 척추를 마디마디 분절하여 실시한다.
제자리로 돌아갈 때 짐볼이 얼굴과 가슴앞을 지나 갈 수 있도록 고관절의 굴곡을 유지한다.

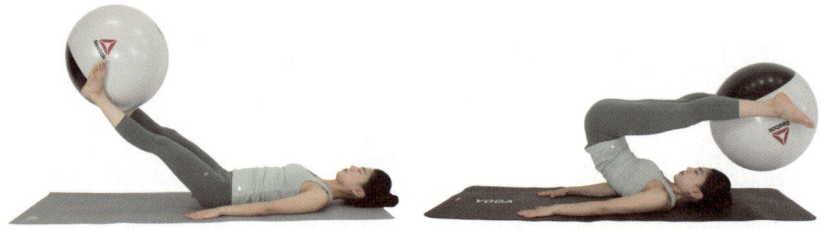

마시면서 : 심부코어 수축하며 척추의 바른정렬을 유지하고 양 발로 짐볼을 잡는다.
내쉬면서 : 복부를 수축하며 머리 위로 짐볼을 넘긴다.

롤 오버 - 4 Roll over

운동목적 코어트레이닝, 척추 분절

Tip 복부 수축시 반동이 쓰이지 않도록 주의한다.
제자리로 돌아갈 때 허리가 과하게 꺾이지 척추정렬을 유지한다.
제자리로 돌아갈 때 신장성 수축을 유지한다.

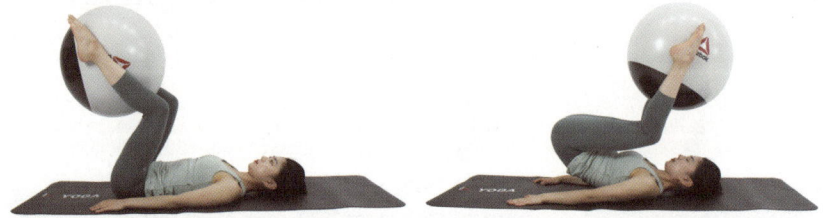

마시면서 : 심부코어를 수축하며 척추의 바른정렬을 유지하고 발목 사이에 짐볼 끼운다.
내쉬면서 : 가슴 앞까지 무릎 끌고오며 짐볼을 하늘방향으로 밀어준다.

크런치 Crunch

운동목적 코어트레이닝(복근 강화)

Tip Curl up 시에 고관절 굴곡근들이 쓰이지 않도록 주의한다.
제자리로 돌아올때 복근의 신장성수축이 지속될 수 있도록 한다.

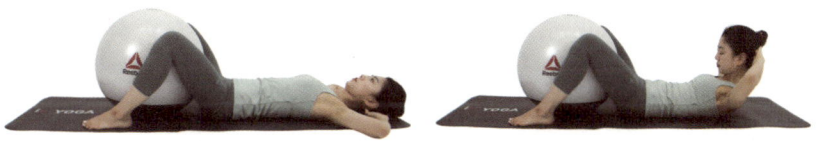

마시면서 : 심부코어를 수축하며 척추의 정렬을 유지하고 양손을 머리 뒤에 위치한다.
내쉬면서 : 무릎으로 짐볼을 조여주며 복부의 수축과 함께 상체를 일으켜 올라온다.

밴드 크런치 Band Crunch

운동목적 코어트레이닝(복근 강화)

Tip Curl up 시에 고관절 굴곡근들이 쓰이지 않도록 주의한다.
제자리로 돌아올때 복근의 신장성수축이 지속될 수 있도록 한다.

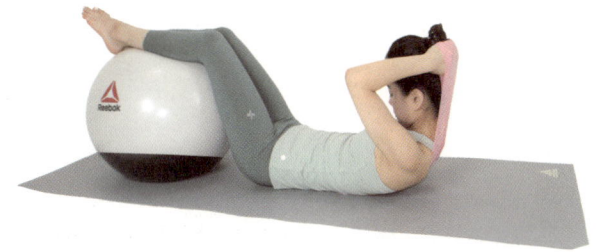

마시면서 : 밴드를 등 뒤에 깔고 복부 수축과 함께 양손을 귀 뒤에 밴드를 잡고 위치한다.
내쉬면서 : 발 뒤꿈치로 짐볼을 조여주며 복부의 수축과 함께 상체를 일으켜 올라온다.

C-커브 C-curve

운동목적 코어트레이닝(chin in / head nod / neck curl 인지)

Tip Chin in / head nod / neck curl 을 단계적으로 거쳐 실시한다.
목과 파워하우스의 연결을 인지하고 상승모근이 쓰이지 않도록 주의한다.

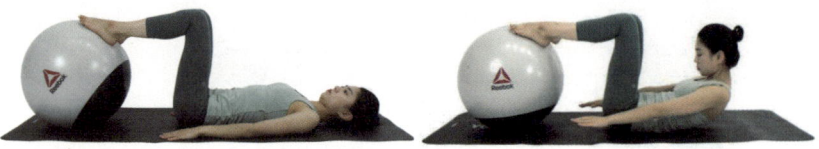

마시면서 : chin-in 한 상태에서 head nod 자세를 만든다.
내쉬면서 : 배꼽을 바라보며 neck curl 하고, 두 팔을 지면에서 5cm 가량 띄운다.

스위치 레그 익스텐션 Swich leg extension

운동목적 대퇴사두 강화, 햄스트링 강화

Tip 골반의 수평을 유지하며 실시한다.
뻗는 다리는 대퇴사두의 수축을 느끼고 짐볼을 눌러주는 다리는 햄스트링의 수축을 느끼며 실시한다.

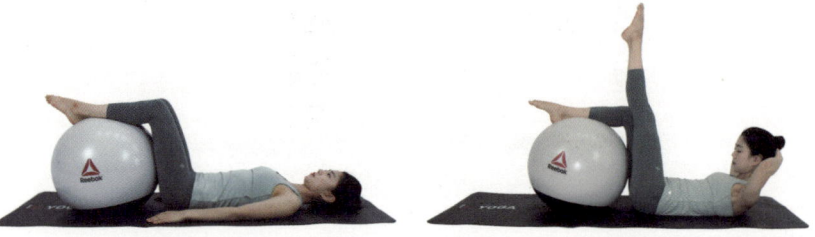

마시면서 : 체간은 curl up 유지하며 한 발은 짐볼 한 발은 저측굴곡 해서 위로 뻗는다.
내쉬면서 : imprint 유지하고 발을 바꿔가며 짐볼을 지그시 눌러준다.

크리스 크로스 Criss cross

운동목적 코어트레이닝(복근 강화 –외복사근)

Tip 어깨가 말리지 않도록 주의하고 체간의 회전으로 팔꿈치가 무릎을 향하게 한다. 한쪽씩 수행 후에 얼터네이드로 반복한다.

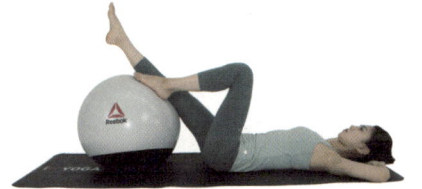 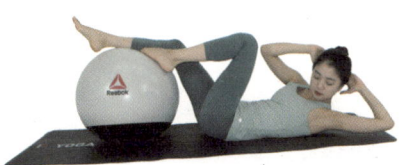

마시면서 : 한발은 짐볼 위 한 발은 멀리 뻗는다.
내쉬면서 : 복부의 수축 느끼며 무릎을 몸쪽으로 당겨주고 반대편 팔꿈치가 무릎과 마주볼 수 있게 트위스트한다

크리스 크로스 2 Criss cross

운동목적 코어트레이닝(AB complex–외복사근)

Tip 어깨가 말리지 않도록 주의하고 체간의 회전으로 팔꿈치가 무릎을 향하게 한다. 한쪽씩 수행 후에 얼터네이드로 반복한다.

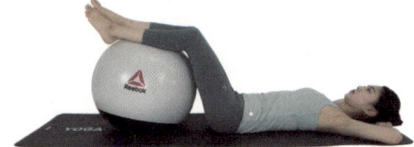 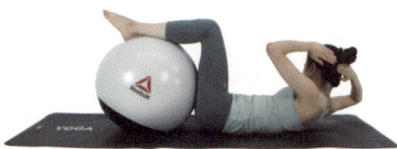

마시면서 : 심부코어 수축하며 curl up 유지한다.
내쉬면서 : 팔꿈치가 반대편 무릎을 바라보고 트위스트 한다.

원레그 플렉션 One leg flexion

운동목적 장요근 강화

Tip imprint를 유지할 수 있는 만큼 다리를 멀리 뻗는다.
고관절의 굴곡과 신전시 골반이 움직여 요추에 무리가 가지 않도록 주의한다.

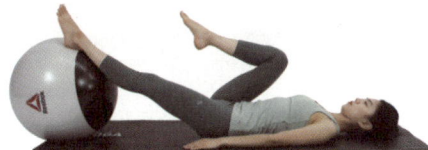 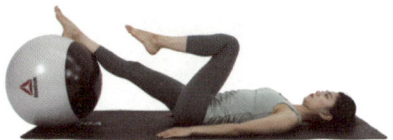

마시면서 : 한발을 짐볼 위에 올려두고 반대쪽 다리는 테이블탑을 한 후 가슴쪽으로 당긴다.
내쉬면서 : 당긴 다리는 짐볼위로 뻗어주고, 짐볼위 다리는 가슴쪽으로 당긴다.

원레그 서클 One leg circle

운동목적 고관절 근육 강화

Tip 체간의 정렬을 유지하며 실시한다.
발끝을 멀리 보내며 실시한다.

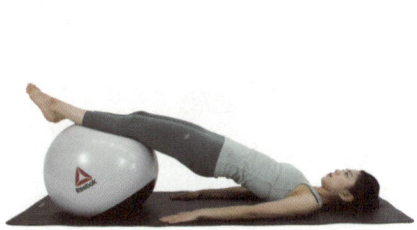 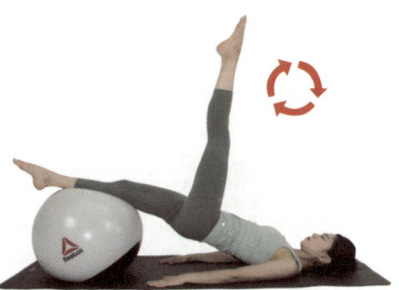

마시면서 : 심부코어를 수축하며 척추의 바른정렬을 유지한다.
내쉬면서 : 한 다리를 하늘방향으로 뻗어 발끝을 플란타 한 후 시계방향으로 5회 원을 그린다.
반대방향으로도 원을 그려준다.

더블 레그 스트레치 Double leg stretch

운동목적 코어트레이닝(AB complex)

Tip 허리가 꺾이지 않도록 imprint를 유지한다.
복부의 신장성 수축을 유지하며 실시한다.

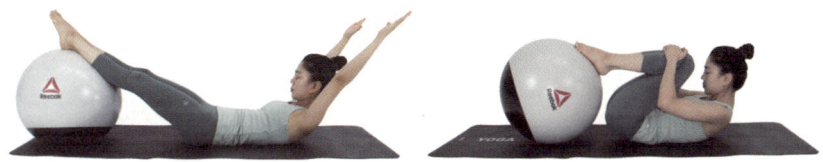

마시면서 : imprint를 유지하며 팔과 발을 멀리 뻗는다.
내쉬면서 : 무릎을 table top으로 굽히는 것과 동시에 팔은 밖으로 원을 그려 시작 자세로 돌아온다.

티져 Teaser

운동목적 코어트레이닝 (복근 강화)

Tip 척추 마디마디 분절하며 실시한다.
무게 중심이 좌골 뒤에 놓일 수 있게 척추를 굴려 올라온다.

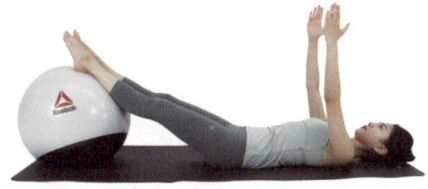 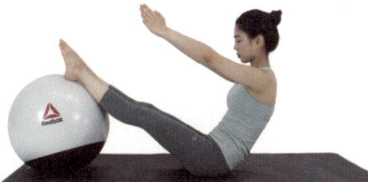

마시면서 : 심부코어를 수축하며 척추의 바른 정렬을 유지한다.
내쉬면서 : 명치와 치골이 가까워 지는 느낌으로 복부를 수축하며 올라온다

시저스 킥 Scissors

운동목적 코어트레이닝(고관절 강화)

Tip 척추정렬을 유지한다.
무릎과 골반을 수평에 위치한 뒤 실시한다.

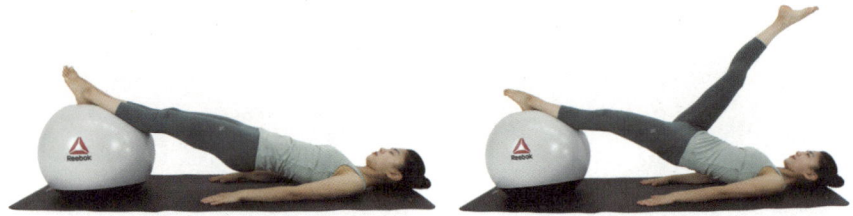

마시면서 : 심부코어의 수축 유지하며 고관절을 신전 한 후 척추정렬을 유지한다.
내쉬면서 : 심부코어 수축을 유지하며 저측 굴곡 한 다리를 2 카운트씩 몸쪽으로 당겨준다.

원 레그 레이즈 One leg raise

운동목적 코어트레이닝(고관절 강화)

Tip 지지하는 한발은 짐볼 위에 둔다.
요골반의 안정화를 위해 심부코어의 수축을 유지하며 실시한다.

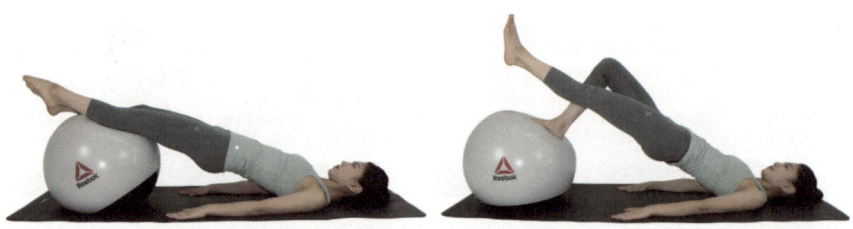

마시면서 : 심부코어를 수축하며 척추의 바른 정렬을 유지해 짐볼위에 두 다리를 올려 브릿지한다.
내쉬면서 : 한 다리를 무릎을 펴 멀리 뻗어준다.

원레그 파라볼라 킥 One Leg Parabola kick

운동목적 코어트레이닝

Tip 배꼽을 당겨 심부코어의 수축을 유지하며 실시한다.
양손으로 지면을 눌러 심부코어의 수축을 보조한다.

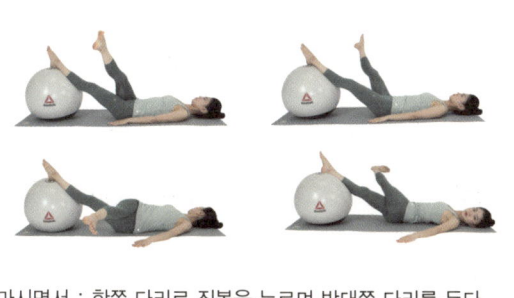
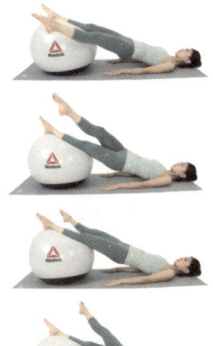
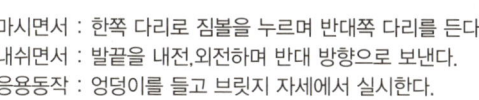

마시면서 : 한쪽 다리로 짐볼을 누르며 반대쪽 다리를 든다.
내쉬면서 : 발끝을 내전,외전하며 반대 방향으로 보낸다.
응용동작 : 엉덩이를 들고 브릿지 자세에서 실시한다.

원레그 컨트롤 백 CONTROL BACK - ONE LEG

운동목적 고관절 굴곡근,신전근 강화 운동

Tip 손바닥이 체간을 향할 수 있도록 내회전 하여 짚는다.
체간이 굴곡하지 않도록 주의한다.

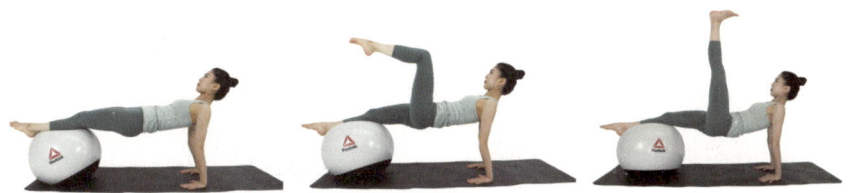

마시면서 : 컨트롤 백 자세에서 한쪽 다리는 테이블 탑을 유지한다.
내쉬면서 : 다리를 쭉 펴서 하늘 방면으로 뻗는다.
마시면서 : 들어 올렸던 다리를 천천히 역순으로 시작 자세로 돌아간다.

짐볼 크런치 Crunch

운동목적 코어트레이닝

Tip Imprint를 유지하며 굴곡한다.
상승모근이 쓰이지 않도록 주의한다.

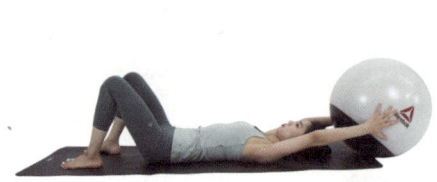 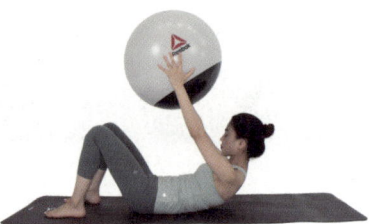

마시면서 : 심부어코를 수축하며 척추의정렬을 유지하며 짐볼을 들어 머리 위로 보낸다.
내쉬면서 : 복부를 수축하고 curl up 하여 짐볼을 앞으로 밀어준다.

크로스 크런치 Cross crunch

운동목적 코어트레이닝

Tip 상승모근이 쓰이지 않도록 주의한다.
한쪽씩 수행 후에 얼터네이드로 반복한다.

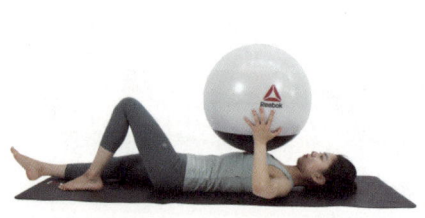 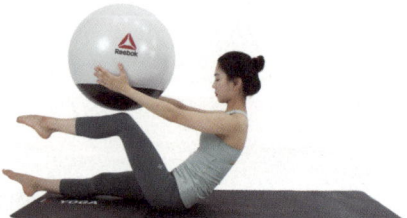

마시면서 : 짐볼을 잡고 가슴앞으로 당겨온다.
내쉬면서 : 복부를 수축하며 무릎과 짐볼이 닿을 수 있도록 상체와 고관절을 굴곡한다.

원 레그 서클 One leg circle

운동목적 호흡트레이닝(hip rotation 인지)

Tip 대퇴골 외전시에 반대쪽 골반이 뜨지 않도록 골반의 수평을 유지한다.
지지하는 다리는 뒤꿈치로 지면을 지긋이 눌러준다.

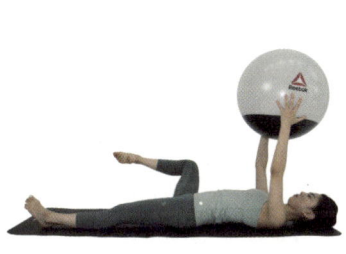 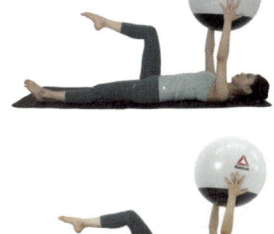

마시면서 : 심부코어를 수축하며 척추의 바른정렬 유지하고 한 쪽 다리만 top table 한다.
내쉬면서 : 무릎을 시계방향, 반시계방향으로 원을 그리듯이 돌려준다.

데드버그 1 Dead bug

운동목적 코어트레이닝(복근 강화)

Tip Imprint를 유지하며 실시한다.
Chin-in, head nod, curl up 을 유지하며 실시한다.

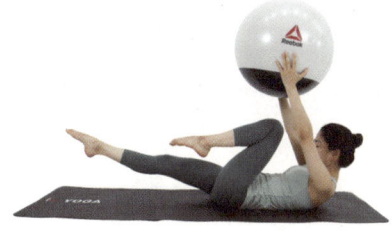 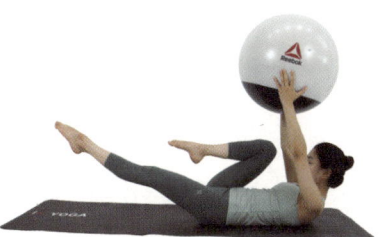

마시면서 : 짐볼을 하늘방향으로 한 쪽 다리는 무릎을 접어 가슴앞으로 당기고, 반대쪽 다리는 멀리 뻗어준다.
내쉬면서 : 접은 다리는 멀리 뻗어주고, 뻗은 다리는 무릎을 접어 가슴앞으로 당겨온다.

데드버그 2 Dead bug

운동목적 코어트레이닝(복근 강화)

Tip Imprint를 유지하며 실시한다.
Chin-in, head nod, curl up 을 유지하며 실시한다.

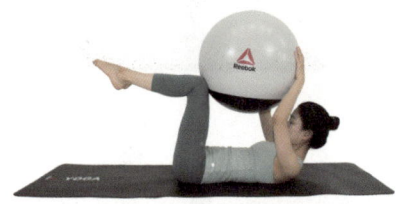
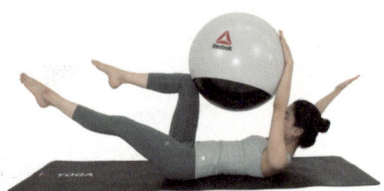

마시면서 : 테이블탑 자세를 취하고 무릎에 짐볼을 대고 양손으로 지지한다.
내쉬면서 : 서로 대각선에 위치한 다리와 팔을 멀리 뻗는다.

데드버그 3 Dead bug

운동목적 코어트레이닝 (복근 강화)

Tip Imprint를 유지하며 실시한다.
Chin-in, head nod, curl up 을 유지하며 실시한다.

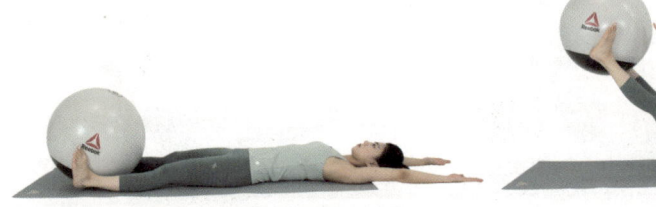

마시면서 : 머리위에 양손 등을 지면을 향하도록 하고 짐볼을 양 발에 끼운다.
내쉬면서 : 복부를 수축하여 짐볼을 들어올리고 양손으로 짐볼을 터치한다.

데드버그 4 Dead bug

운동목적 코어트레이닝(복근 강화)

Tip Imprint를 유지하며 실시한다.
Chin-in, head nod, curl up 을 유지하며 실시한다.

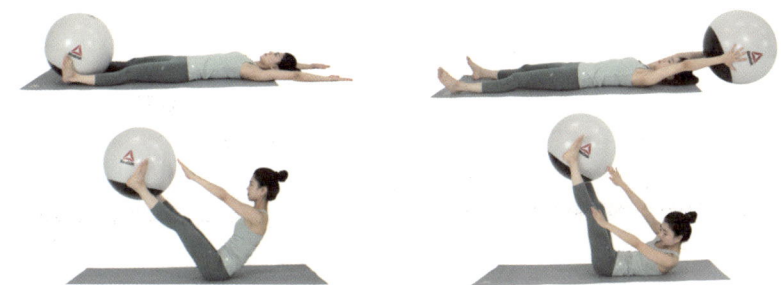

마시면서 : 머리위에 양손 등을 지면을 향하도록 하고 짐볼을 양 발에 끼운다.
내쉬면서 : 복부를 수축하여 짐볼을 들어올리고 양손으로 짐볼을 잡고 머리위로 들어올린다.
응용동작 : 복부 수축시 상체 트위스트하며 복사근을 절정수축한다.

짐볼 티져 Teaser

운동목적 코어트레이닝

Tip 배꼽을 당겨 심부코어의 수축을 유지하며 실시한다.
척추 마디마디 분절하며 실시한다.

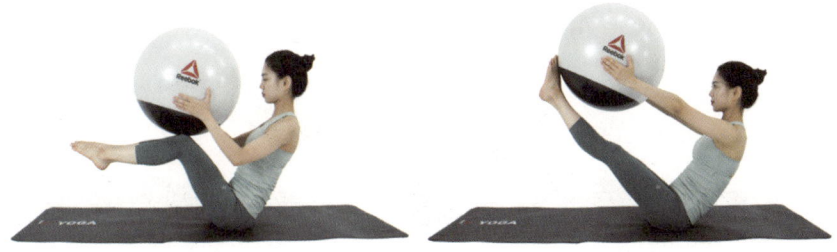

마시면서 : 심부코어를 수축하며 척추의 바른정렬을 유지한 후 접은 다리 위에 짐볼을 올려준다.
내쉬면서 : 짐볼 앞으로 밀어주며 척추 와 다리가 V자 되도록 한다.

롤업 & 롤백 Roll up & Roll back

운동목적 코어트레이닝, 척추 분절

Tip 경추부터 요추까지 척추 마디마디 분절하며 실시한다.
굴곡시 척추를 늘려주며 배꼽을 당긴다.

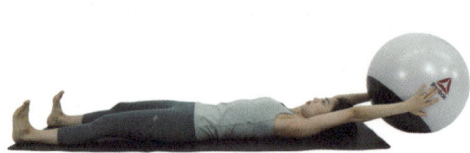
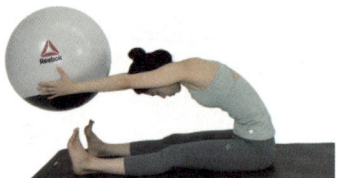

마시면서 : 심부어코를 수축하며 척추의정렬을 유지하며 짐볼을 들어 머리 위로 보낸다.
내쉬면서 : 짐볼을 멀리 보내며 명치와 치골이 가까워 지는 느낌으로 복부를 수축하며 올라온다.

롤업 & 롤백 Roll up & Roll back

운동목적 코어트레이닝, 척추 분절

Tip 지면에 발뒤꿈치를 지긋이 누른다.
경추부터 요추까지 척추 마디마디 분절하며 실시한다.

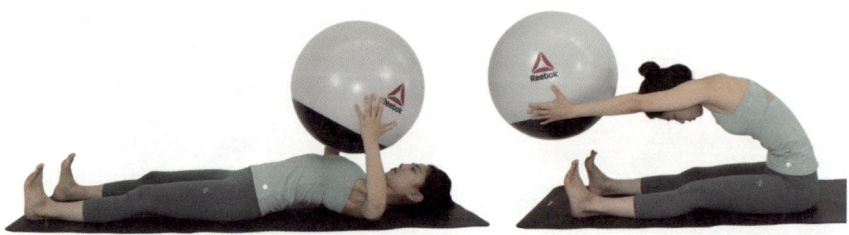

마시면서 : 척추의 바른정렬을 유지한 상태에서 짐볼은 가슴으로 당기고 스파인 신전한다.
내쉬면서 : 명치와 치골이 가까워 지는 느낌으로 복부를 수축하며 올라온다.

스탑 브릿지 Stop Bridge

운동목적 고관절 신전근, 기립근 근지구력 강화

Tip 머리부커 무릎까지 척추의 바른정렬을 유지한다.

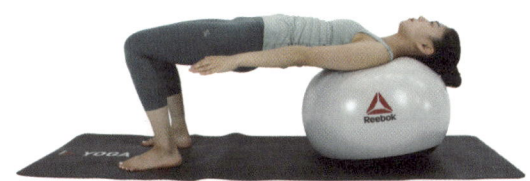

마시면서 : 짐볼을 등에 대고 눕는다.
내쉬면서 : 심부코어를 수축하며 척추의 바른정렬을 유지하여 둔근을 10초간 수축하며 버틴다.

브릿지 사이드 롤링 Bridge side rolling

운동목적 코어 강화, 밸런스 향상

Tip 배꼽을 당기며 실시한다. (골반저근과 복횡근을 포함한 심부코어 근육들의 동시활성화) 고관절의 굴곡이 일어나지 않도록 주의한다.

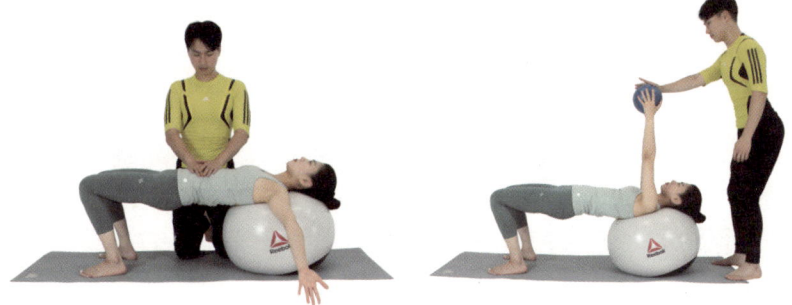

응용동작 :
1. 지도자가 대상자의 복부을 지그시 눌러주거나 좌우로 흔들어주어 심부코어의 활성화를 유도한다.
2. 사물을 복부위에 올려두고 심부코어의 활성화를 유도한다.
3. 양손을 하늘방향으로 들어 모아주면 지도자가 좌우로 흔들어 심부코어의 활성화를 유도한다.

짐볼 컬업 Curl up

운동목적 코어트레이닝(복근 강화)

Tip 배꼽을 당기며 실시한다 (골반저근과 복횡근을 포함한 심부코어 근육들의 동시 활성화) 고관절의 굴곡이 일어나지 않도록 주의한다.

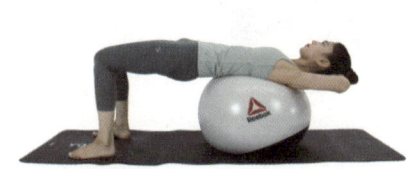 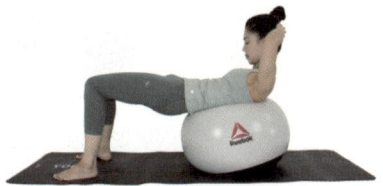

마시면서 : 심부코어를 수축하며 척추의 바른정렬을 유지한다.
내쉬면서 : 심부코어의 수축을 유지하며 Curl up 한다.

브릿지 - 허그 Bridge - Hug

운동목적 코어트레이닝(Protraction, Retraction 인지)

Tip 양팔로 껴안듯이 허그자세를 취한다.
척추의 바른정렬을 유지하며 상승모근이 쓰이지 않도록 실시한다.

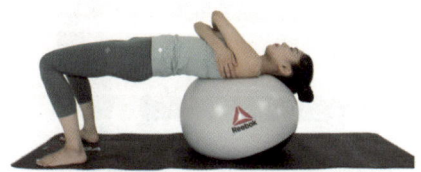 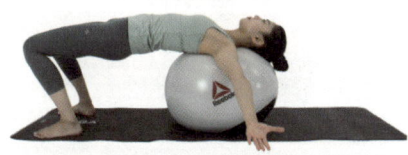

마시면서 : 허그 자세로 팔을 멀리보내며 견갑을 전인 한다.
내쉬면서 : 양팔은 유지한 채 견갑끼리 모이도록 후인 한다.

윙 스트로크 Wing stroke

운동목적 견관절 스트레치와 안정화 운동

Tip 손끝이 어깨보다 낮게 위치하여 대흉근을 스트레치 할 수 있도록 한다.
발바닥이 지면에서 뜨지 않도록 지긋이 눌러준다.

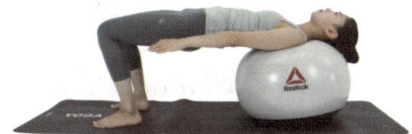 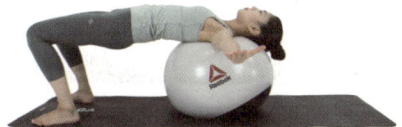

마시면서 : 짐볼에 기대어 눕는다.
내쉬면서 : 손끝을 멀리 보낸다는 느낌으로 반원을 그리며 뻗는다.

브릿지 헌드레드 bridge hundred

운동목적 코어 트레이닝

Tip 손바닥으로 수면위에 물장구를 친다는 생각으로 실시한다.
체간의 정렬을 유지하며 상승모근이 쓰이지 않도록 실시한다.

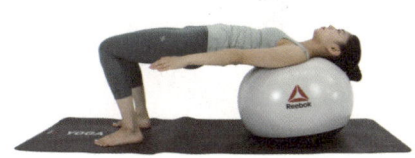 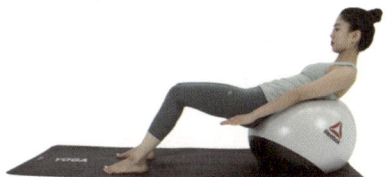

마시면서 : 5카운트, 손을 위아래로 펌핑한다.
내쉬면서 : Curl up 한 후 5카운트, 손을 위아래로 펌핑한다.

브릿지 - 암 서클 Bridge - Arm circle

운동목적 코어트레이닝(스캐풀라 인지)

Tip 배꼽을 당긴 후 유지하며 실시한다.
골반이 경사 되지 않도록 주의하며 척추의 바른 정렬을 유지한다.

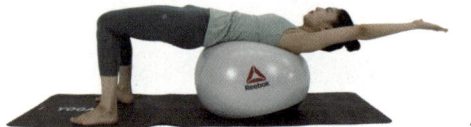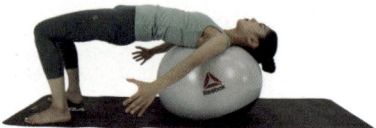

마시면서 : 심부코어를 수축하며 척추의 바른정렬을 유지한 후 양팔을 만세한다.
내쉬면서 : 심부코어를 유지해 원을 그린다.

롤링 스트레치 Roling stretch

운동목적 백머슬 스트레치(Hamstring, thoracic)

Tip 경추부터 천골까지 하나하나 분절하면 숙이고, 분절하며 돌아온다.
굴곡한 끝지점에서 호흡을 1~2초 정도 내쉬어주며 비복근, 햄스트링을 스트레치 한다.

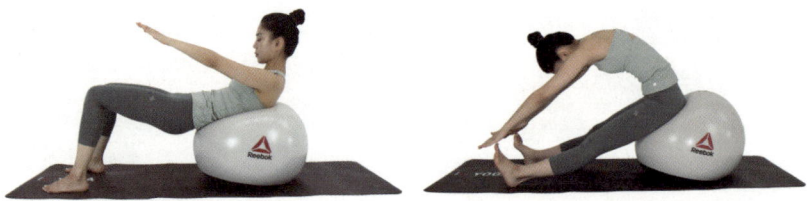

마시면서 : 심부코어를 수축하며 Curl up 하여 양팔을 앞으로 뻗어준다.
내쉬면서 : 복부의 수축과 함께 무릎 완전히 펴고 손끝을 발가락보다 멀리 보낸다.

롤링 스트레치 2 Roling stretch2

운동목적 백머슬 스트레치(Hamstring, thoracic)

Tip 짐볼을 견갑과 경추에 위치하게 하고 심부코어 수축을 유지하며 스텝을 밟는다.
경추부터 천골까지 하나하나 분절하면 숙이고, 분절하며 돌아온다.
굴곡한 끝지점에서 호흡을 1~2초 정도 내쉬어주며 비복근, 햄 스트링을 스트레치 한다.

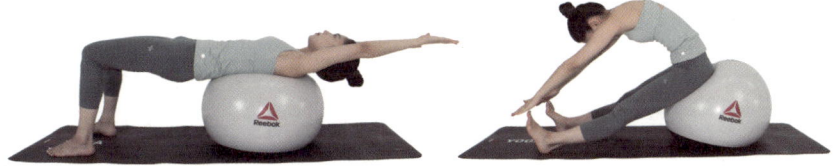

마시면서 : 심부코어의 수축과 함께 척추정렬을 유지해 만세한다.
내쉬면서 : 복부의 수축과 함께 무릎 완전히 펴 유지하며 Curl up하여 손끝을 멀리 보낸다.

플란타 - 얼터네이트 Plantar - alternate

운동목적 비복근 강화

Tip Chin-in, head nod 유지한다. 흉추와 요추로 짐볼을 지긋이 눌러주며 실시 한다.

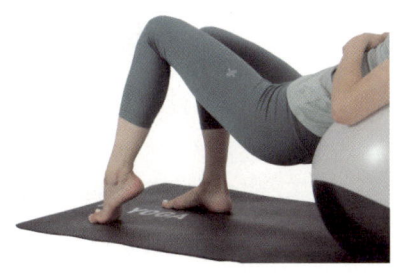 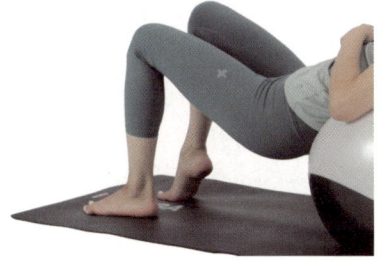

마시면서 : 한 발씩 뒤꿈치 띄운다.
내쉬면서 : 반대쪽도 반복한다.

레그 프레스 leg press

운동목적 고관절 신전근 강화

Tip 천골로 짐볼을 지긋이 눌러주며 실시한다.
햄스트링의 신장성 수축을 유지하며 실시한다.

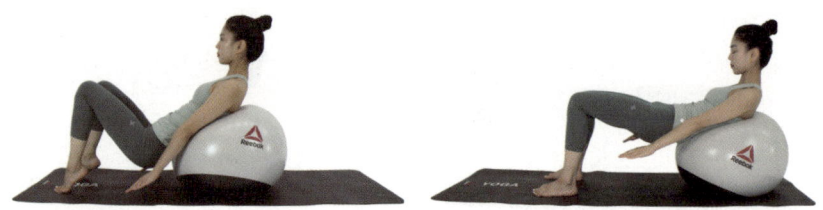

마시면서 : 심부코어의 수축하며 짐볼에 등 기댄다.
내쉬면서 : 발바닥으로 밀며 상체 뒤로 밀어준다.

프로그 레그 프레스 Frog leg press

운동목적 고관절 외회전근 강화

Tip Chin-in, head nod 유지한다.
천골로 짐볼을 지긋이 눌러주며 실시한다.

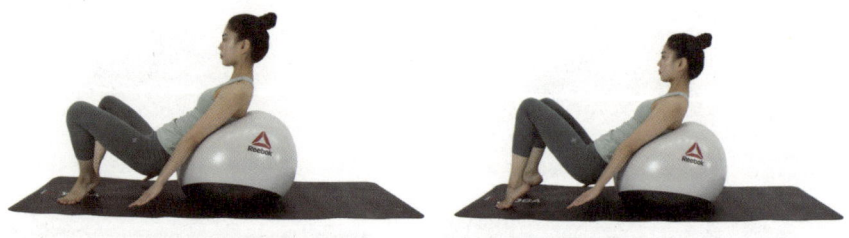

마시면서 : 심부코어 수축하며 짐볼에 등을 기댄다. 뒤꿈치 붙여 지면에서 띄운다.
내쉬면서 : 발끝으로 지면 밀어주며 상체를 뒤로 보내준다.

힙 플렉션 Hip flexion

운동목적 고관절 굴곡근, 신전근 강화

Tip Chin-in, head nod 유지한다. 흉추와 요추로 짐볼을 지긋이 눌러주며 실시한다.

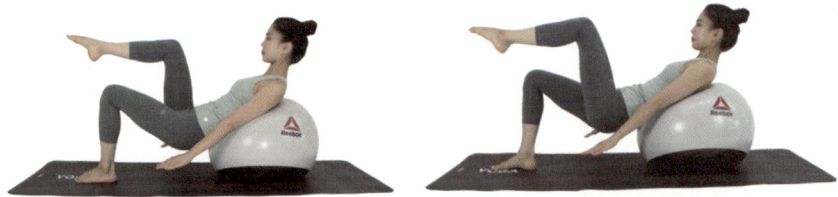

마시면서 : 심부코어의 수축하며 짐볼에 등 기댄다.
내쉬면서 : 척추정렬 유지하며 한 다리 들어 올린다.

슬라이드 스쿼트 Slide squat

운동목적 고관절 강화 운동

Tip 경추가 굴곡하지 않도록 주의한다. 미끄러지지 않도록 주의한다.

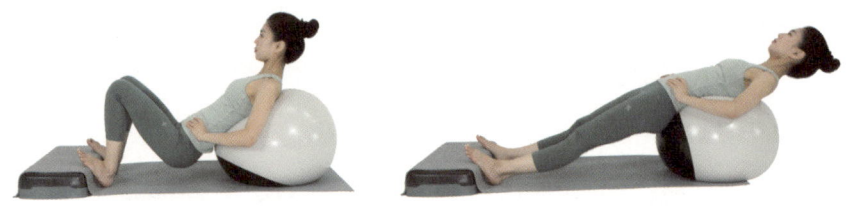

내쉬면서 : 고관절을 굴곡하여 깊게 앉는다.
마시면서 : 짐볼에 기대어 머리부터 발끝까지 일자가 되도록 척추의 바른 정렬을 유지한다.

덤벨 프레스 Dumbbell Press

운동목적 대흉근 강화 운동

Tip 배꼽을 당겨 심부코어의 수축을 유지하며 실시한다.

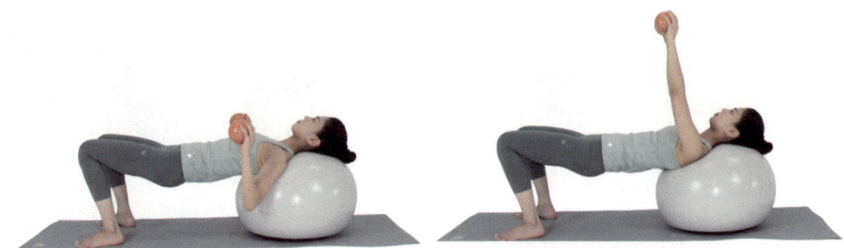

마시면서 : 짐볼에 상체를 기대어 브릿지 자세를 취하고 토닝볼은 가슴 양 옆에 위치한다.
내쉬면서 : 심부코어를 수축하며 팔을 위 방향으로 수직으로 뻗는다.

인클라인 덤벨 프레스 Incline Dumbbell Press

운동목적 대흉근 강화

Tip 복부를 강하게 수축하여 수행한다.

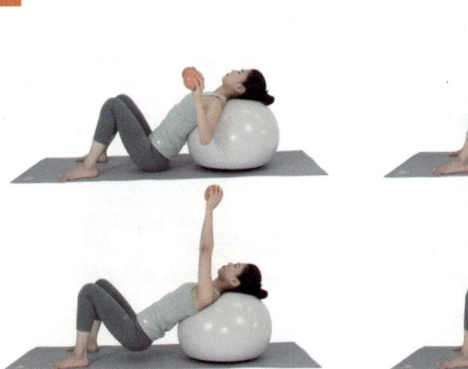
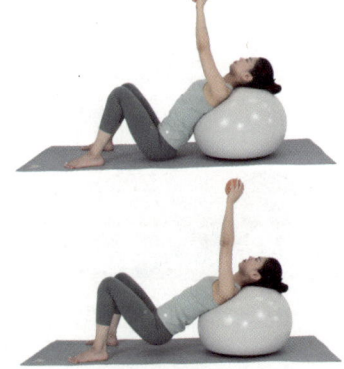

마시면서 : 발을 고관절 너비보다 넓게 벌려 앉아 토닝볼을 들어 팔꿈치를 접어 짐 볼에 기대 앉는다.
내쉬면서 : 심부코어를 수축하여 팔을 위 방향으로 수직으로 뻗는다.
응용동작 : 엉덩이를 들어 올리고 수행 하며, 한 팔씩하거나 교차하며 수행한다.

덤벨 플라이 Fly

운동목적 대흉근 강화 운동

Tip 짐볼에서 미끄러지지 않게 주의한다.

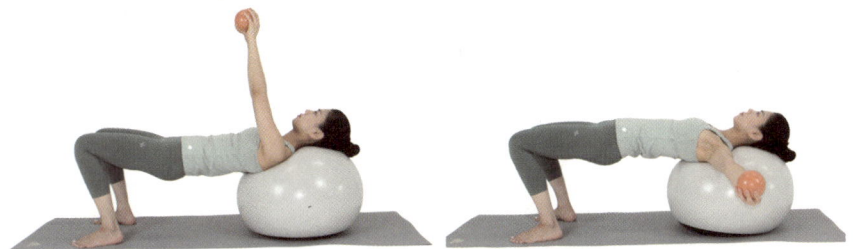

마시면서 : 짐볼에 상체를 기대어 브릿지 자세를 취하고 토닝볼은 양손을 수직으로 뻗는다.
응용동작 : 양팔을 수평외전하여 무게에 저항하며 벌린다.

풀 오버 Pullover

운동목적 대흉근, 광배근 강화

Tip 짐볼에서 미끄러지지 않게 주의한다.

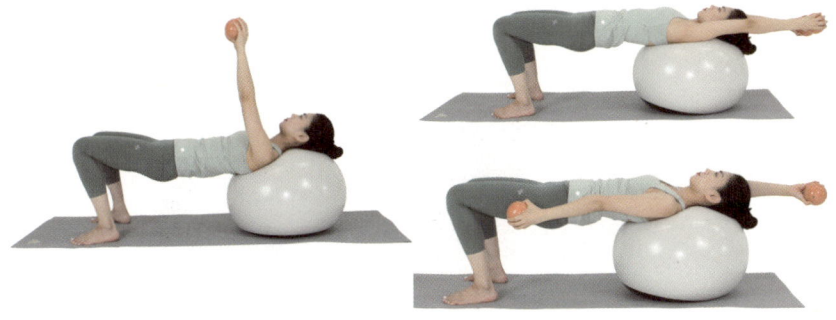

마시면서 : 머리와 어깨를 짐볼에 걸치고 브릿지 자세를 한 후 토닝볼을 든 팔을 앞으로 뻗어준다.
내쉬면서 : 골반을 밀어 올리며 두 팔을 머리 방향 위로 뻗어준다.
응용동작 : 한 팔씩 교차하여 수행한다.

월 힐 리프트 Wall heel lift

운동목적 무릎, 햄스트링 강화

Tip 짐 볼이 떨어지지 않게 두 발로 눌러준다.
Imprint를 유지하며 실시한다.

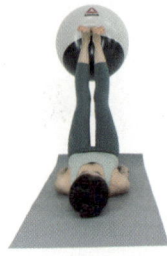 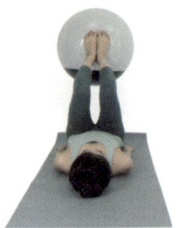 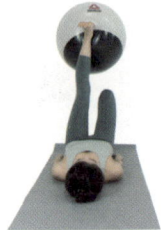 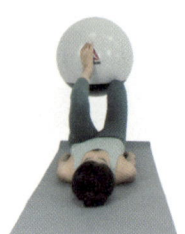

마시면서 : 짐볼을 벽에 대고 슬관절을 굴곡하여 양 발바닥으로 짐볼을 지그시 눌러준다.
내쉬면서 : 뒤꿈치를 지그시 누르며 슬관절을 신전한다.
응용동작 : 한발씩 번갈아가며 실시한다.

월 어브덕션 컴프레션 Wall Abduction compression

운동목적 둔근 근지구력 강화

Tip 배꼽을 당겨 심부코어의 수축을 유지하며 실시한다.
골반이 반대로 밀리지 않도록 주의한다.

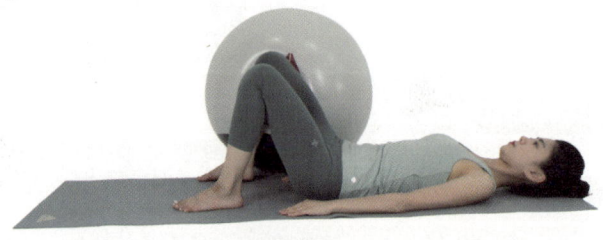

마시면서 : 양손으로 지면을 지지하고 양다리는 구부린다. 짐볼은 벽과 무릎사이에 위치한다.
내쉬면서 : 고관절을 외전하여 무릎으로 짐볼을 벽 방향으로 10초가 민다.

짐볼 프레스 ball press

운동목적 고관절 신전근 강화, 코어강화, 밸런스 트레이닝

Tip 배꼽을 당겨 심부코어의 수축을 유지하며 실시한다. Imprint 유지하며 실시한다.

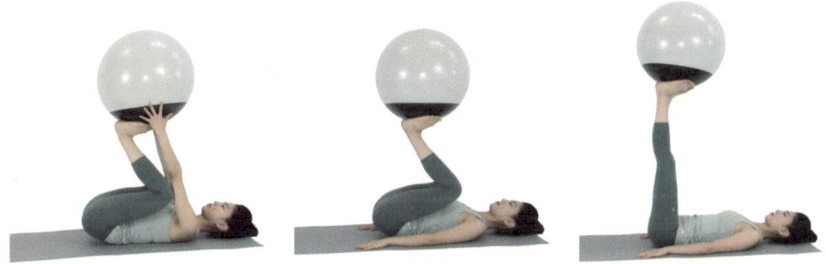

마시면서 : 무릎을 복부까지 끌어올려 심부코어를 수축하고 양발 위에 짐볼을 얹는다.
내쉬면서 : 고관절 신전근을 수축하여 짐볼을 하늘방향으로 밀어올린다. 이때 짐볼이 떨어지지 않도록 심부코어의 수축을 유지하며 실시한다.

짐볼 파트너 프레스 ball partner press

운동목적 고관절 신전근 강화, 코어강화, 밸런스 트레이닝

Tip 파트너와의 호흡이 중요하며 공이 수평을 유지하며 올라갈 수 있도록 하는 것이 중요하다.

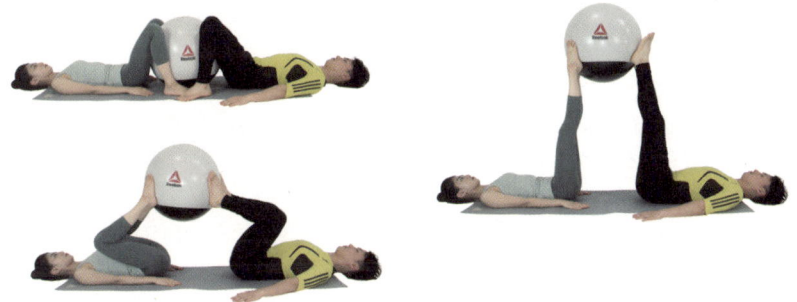

마시면서 : 파트너와 함께 발바닥으로 짐볼을 밀어 하늘로 짐볼을 들어 올린다.
내쉬면서 : 무릎을 펴면서 서로 밀어내면서 짐볼을 하늘방향으로 밀어올린다. 이때 짐볼이 떨어지지 않도록 파트너와 균형을 유지하며 실시한다.

네발기기 자세 (Kneeling Position)

자세
- 어깨 밑에 손목, 골반 밑에 무릎이 위치하게 한다.
- 요추가 과신전 되지 않도록 척추 정렬을 유지한다.
- 다리는 골반 넓이를 유지한다.
- 미끄러지지 않도록 주의한다.

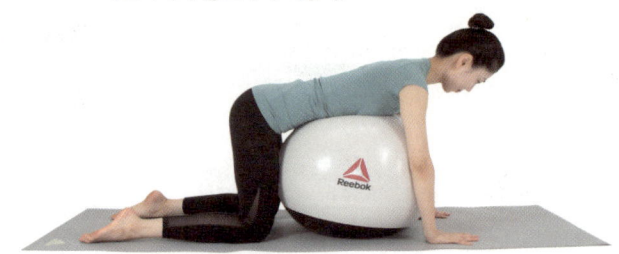

1. 운동 목적
- 짐볼 위에 엎드려서 평형성 기능을 향상시키고 척추 주변의 근육을 강화시킨다.

2. 운동 방법
- 무릎을 꿇고 짐볼을 복부와 대퇴부 사이에 올려놓는다.
- 몸통을 앞으로 굽혀 짐볼을 바닥에 놓고 상복부가 짐볼의 윗부분에 놓이도록 한다.
- 양손은 어깨와 양 팔이 일직선상에 놓이는 지점에 양 손바닥을 바닥면에 짚는다.
- 엎드린 자세에서 양팔과 양다리 사이의 공간에 짐볼을 놓아 볼의 크기를 결정할 경우 어깨에서 손목 사이의 거리와 같은 정도면 된다.

3. 응용 방법
- 엎드려 균형 잡기 동작은 일종의 기본자세로 다음에 소개되는 여러 동작의 기초가 된다.
- 한 손을 들었다가 제자리에 놓으며 반대편도 같은 방법으로 실시한다.
- 한쪽 다리를 들었다가 제자리에 놓으며, 반대편도 같은 방법으로 실시한다.
- 두 손을 들었 다가 제자리로 돌아온다
- 짐볼을 약간 앞으로 굴러서 양손과 가슴 상단에 체중을 많이 싣고, 양쪽 다리를 들었다가 다시 제자리로 돌아온다.
- 한쪽 손과 반대편 다리를 교차하여 들었다가 제자리로 내려 놓는다.
- 양 손과 한쪽 다리를 들었다가 내려놓거나 두 다리와 한 손만 들었다 내려 놓는다.
- 최종적으로는 양손과 두발을 다 들었다가 내려 놓는다.
- 양 손에 소도구를 잡도록 하면 안정성을 떨어뜨려 난이도를 높이게 만들어서 더 효과적으로 실시 할 수 있다.

4. 주의 사항
- 동작 중에 몸통과 머리가 잘 정렬 되도록 해야 한다.
- 엎드린 자세에 서 짐볼이 커서 무릎이 닿지 않는다거나 짐볼이 작아서 팔꿈치와 몸통이 굽혀지지 않도록 해야 한다.
- 머리를 지나치게 신전하지 않도록 중립 자세를 유지해야 한다.
- 엎드린 기본자세로부터 변형되는 모든 동작에서도 경추와 요추, 흉추의 중립 자세를 유지해야 한다.

짐볼 닐링 자세 kneeling position

운동목적 호흡 트레이닝

Tip 척추의 바른정렬 상태를 인지 후에 실시한다.

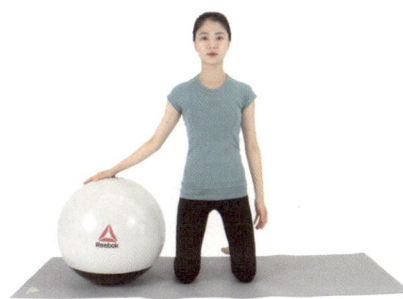

자세
- 머리부터 무릎까지 척추의 바른 정렬을 유지한다.
- 견갑골을 중립에 위치한다.
- 다리는 골반 넓이를 유지한다.
- 무릎이 아프지 않도록 매트를 사용한다.

허그 브레싱 Hug breathing

운동목적 호흡트레이닝

Tip 짐볼을 껴안듯이 허그 자세를 취한다.
흡기시에 복부로 짐볼을 밀어준다.

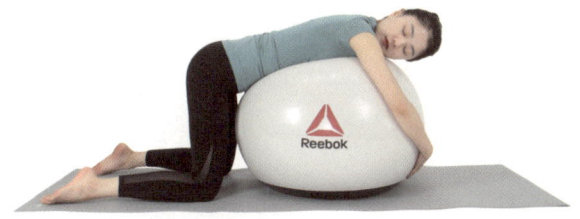

마시면서 : 복부로 짐볼을 민다.
내쉬면서 : 짐볼을 지그시 안아준 상태에서 호흡한다.

C-커브 C-cerve

운동목적 코어트레이닝(흉추 스트레치)

Tip 무게 중심이 좌골 뒤쪽에 위치 할 수 있도록 앉는다. 경추부터 흉추, 요추까지 늘어나는 느낌을 유지하고 배꼽을 당기며 실시한다.

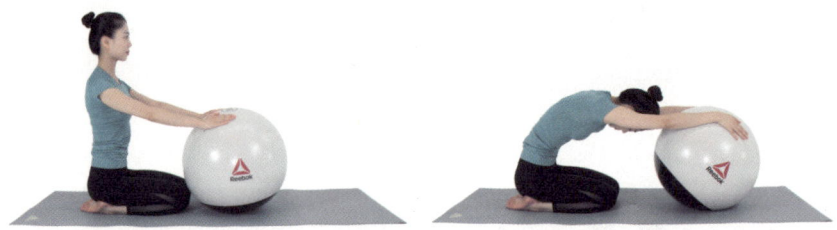

마시면서 : 심부코어의 수축과 함께 척추의 정렬을 유지한다.
내쉬면서 : 척추 C-커브 만들며 앞으로 내려간다.

C-커브 롤링 C-curve Rolling

운동목적 호흡트레이닝(Protraction, Retraction 인지)

Tip 짐볼을 껴안듯이 허그 자세를 취한다.
체간의 정렬을 유지하며 상승모근이 쓰이지 않도록 실시한다.

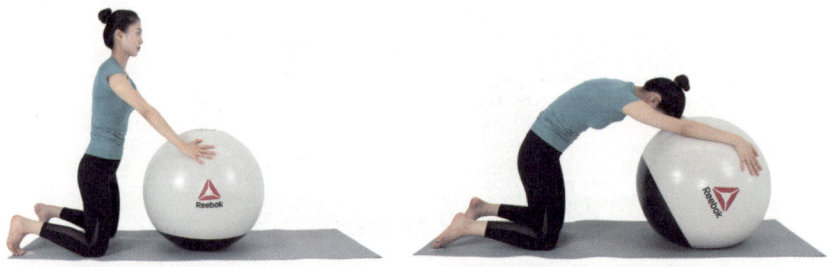

마시면서 : 허그 자세로 척추 C-Curve 유지한다.
내쉬면서 : 짐볼 앞으로 밀어주며 경추부터 요추까지 척추를 중립으로 정렬한다.

롤업 & 롤백 Roll up & Roll back

운동목적 척추 가동성

Tip 흉추를 늘려준다.
무릎과 골반이 수직에 위치 할 수 있도록 한다.

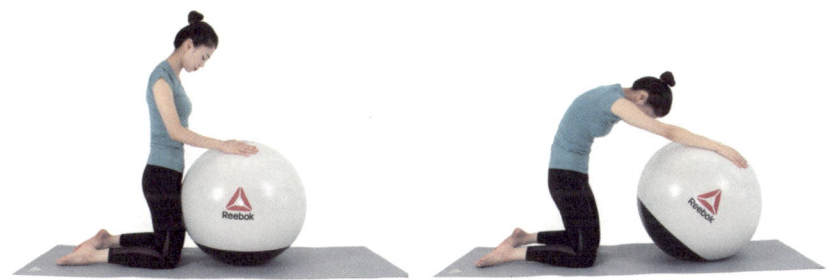

마시면서 : 올바른 척추 정렬 유지한다.
내쉬면서 : 경추부터 스파인 마디마디 분절하며 굴곡한다.

짐볼 푸시업 Push up

운동목적 대흉근, 상완이두근, 상완삼두근 강화

Tip 머리부터 무릎까지 척추의 바른 정렬을 유지한다.
팔을 밀고 올라올 때 척추의 분절이 일어나지 않도록 주의한다.

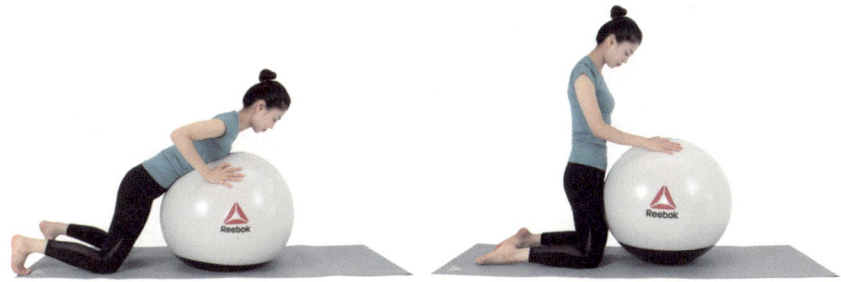

마시면서 : 척추 정렬을 유지하며 복부 짐볼에 기댄다.
내쉬면서 : 짐볼에 얹은 팔 밀며 몸을 일자로 세운다.

짐볼 싱글 레그 힙 익스텐션 Single Leg Hip Extension

운동목적 둔근 강화 운동

Tip 다리가 과하게 들리거나 허리가 과하게 아치가 생기지 않도록 주의하며 실시한다.
몸통의 정렬을 유지하며 실시한다.

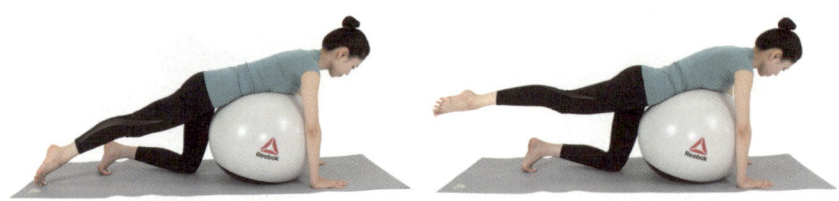

마시면서 : 척추 정렬을 유지하며 다리를 길게 뻗는다
내쉬면서 : 정렬을 유지하며 다리를 신전, 외전 시킨다.

원레그 힙 익스텐션 One Leg Hip Extension

운동목적 둔근 강화 운동

Tip 팔꿈치로 짐볼을 눌러주며 실시한다. 배꼽을 당기며 실시한다.
둔부의 힘으로 다리를 들어올린다는 느낌으로 실시한다.

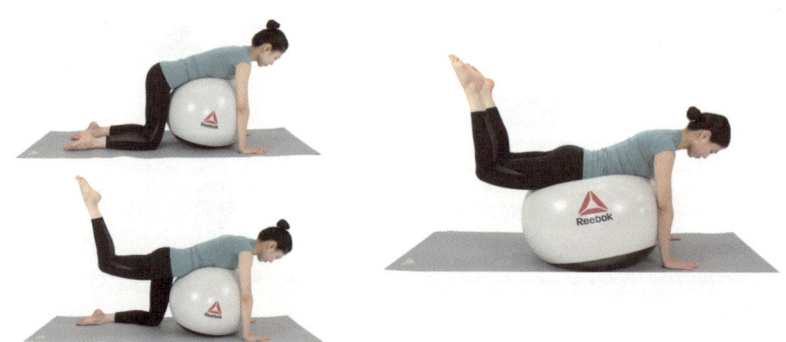

마시면서 : 몸통의 정렬을 유지하며 한발을 들어 올린다.
내쉬면서 : 체간을 유지하며 하늘을 향해 발을 올린다.
응용동작 : 한발로 하는 동작이 숙달되면 두 다리를 동시에 같이 들어 올린다.

로테이션 Rotation

운동목적 흉추 스트레치

Tip 골반이 좌우로 밀려나지 않도록 척추의 바른 정렬을 유지하며 실시한다.
요추가 과신전 되지 않도록 주의한다.

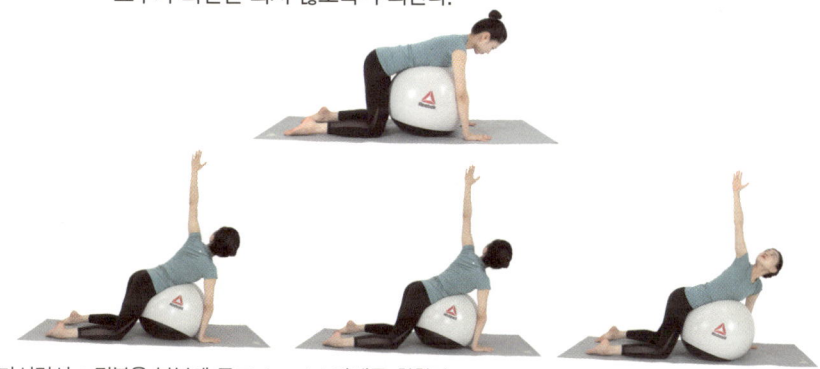

마시면서 : 짐볼을 복부에 두고 4-point 자세를 취한다.
내쉬면서 : 체간을 로테이션하며 시선과 함께 손끝을 하늘을 향해 들어 올린다.
응용동작 : 밴드를 이용하여 강화운동을 실시한다.

버드 독 Bird dog

운동목적 척추 신전근 강화

Tip 머리와 발끝이 일자가 되도록 척추정렬을 유지한다.
경추가 굴곡되지 않도록 주의하고 요추과 과신전 되지 않도록 주의한다.

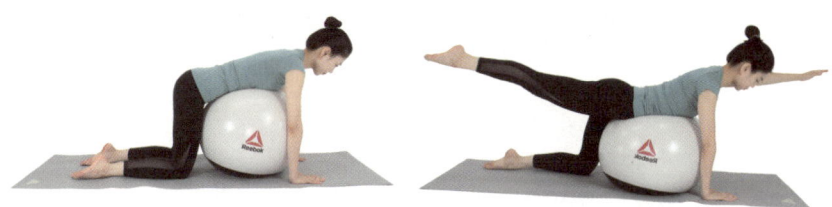

마시면서 : 짐볼을 복부에 대고 4-point 자세를 취한다.
내쉬면서 : 한팔을 머리위로 뻗어주고 반대편의 다리는 신전하여 들어 올린다.

풀 다운 pull down

운동목적 트렁크 백머슬 강화 운동

Tip 척추의 바른 정렬을 유지하며 실시한다.
상승모근이 쓰이지 않도록 실시한다.

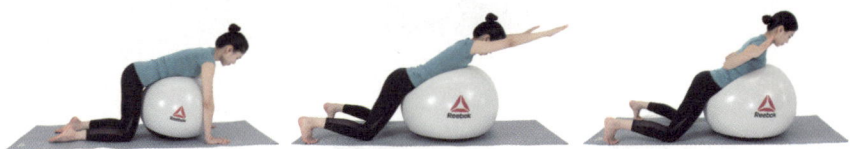

마시면서 : 척추의 정렬을 유지하며 견갑은 전인해서 팔을 멀리 뻗는다.
내쉬면서 : 견갑을 후인하며 팔꿈치 뒤로 당긴다.

버드 독 Bird dog

운동목적 코어와 척추 신전근 및 둔근 강화

Tip 머리와 발끝이 일자가 되도록 척추 정렬을 유지한다.
경추가 굴곡되지 않도록 주의하고 요추가 과신전 되지 않도록 주의한다.

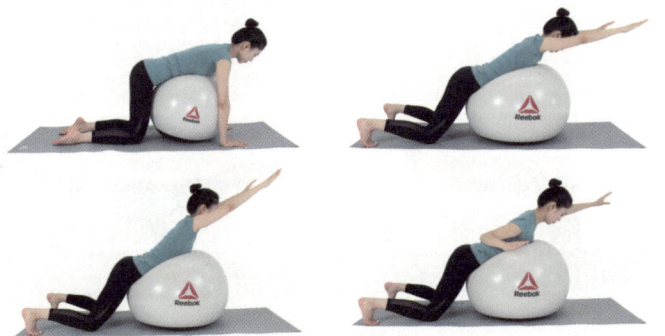

마시면서 : 짐볼을 복부에 대고 4-point 자세를 취한다.
내쉬면서 : 한 팔씩 머리 위로 뻗어주며 들어 올려 양팔과 양손을 모두 들고 유지한다.

스완 Swan

운동목적 척추 신전근 강화

Tip 경추와 천골이 일자가 되도록 척추정렬을 유지한다.
정수리를 멀리 늘리는 느낌으로 실시한다.

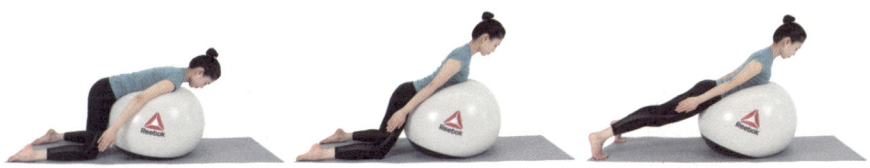

마시면서 : 허그 자세로 팔을 멀리 보내며 견갑을 전인 한다.
내쉬면서 : 견갑을 후인하고 척추를 일자로 세운다.
응용동작 : 고관절도 같이 신전하며 머리부터 발끝까지 일자가 되도록 한다.

풀 다운 pull down

운동목적 트렁크 백머슬 강화 운동

Tip 척추의 바른 정렬을 유지하며 실시한다.
상승모근이 쓰이지 않도록 실시한다.

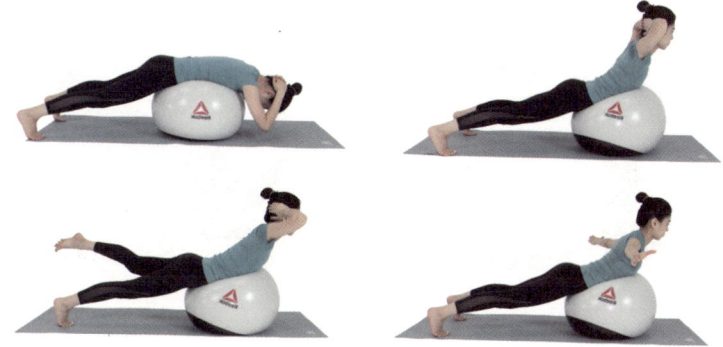

마시면서 : 머리 뒤에 손을 위치하고 상체를 신전한다.
내쉬면서 : 신전한 상태에서 한쪽 다리를 들어 올린다.
응용동작 : 양팔을 벌리고 상체를 신전하여 유지한다.

짐볼 플랭크 Plank

운동목적 코어트레이닝

Tip 어깨와 팔꿈치가 수직에 위치하게 한다.
상승모근이 쓰이지 않도록 실시한다.

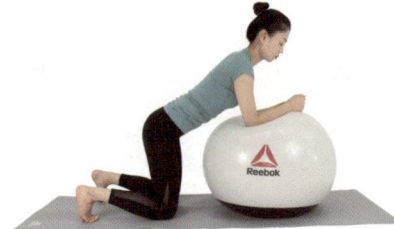
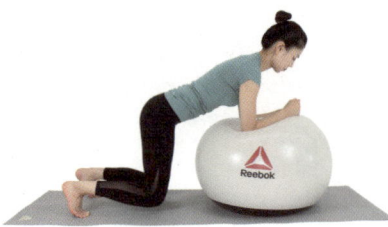

마시면서 : 팔꿈치 짐볼 위에 두고 심부코어 수축한다.
내쉬면서 : 척추 정렬 유지하며 무릎을 바닥에서 3cm 띄운다.

플랭크 킥백 Plank kick back

운동목적 코어트레이닝

Tip 어깨와 팔꿈치가 수직에 위치하게 한다.
상승모근이 쓰이지 않도록 실시한다.

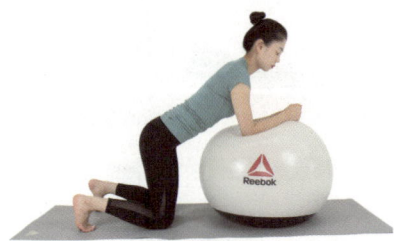
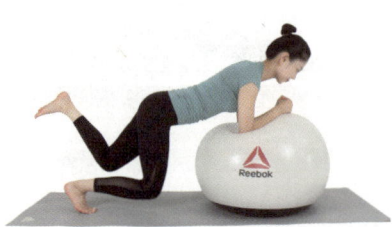

마시면서 : 심부코어 수축하며 무릎 3cm 띄운다.
내쉬면서 : 한 다리씩 번갈아가며 들어준다.

짐볼 플랭크 Plank

운동목적 코어트레이닝

Tip 어깨와 팔꿈치가 수직에 위치하게 한다.
상승모근이 쓰이지 않도록 실시한다.

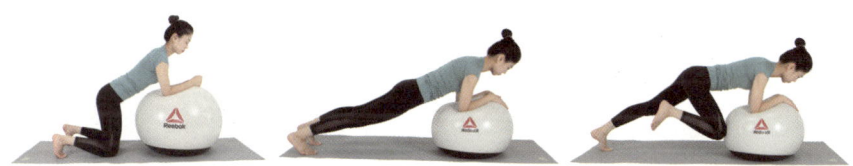

마시면서 : 팔꿈치 짐볼 위에 두고 엎드린다.
내쉬면서 : 슬관절을 신전하여 머리와 발끝이 일자가 되도록 심부코어를 수축한다.
응용동작 · 플랭크 자세에서 무릎을 짐볼까지 끌어 올린다

핸드 스텝 Hand step

운동목적 견관절 강화 운동

Tip 골반이 좌우로 밀려나지 않도록 척추의 바른 정렬을 유지하며 실시한다.
요추가 과신전 되지 않도록 주의한다.

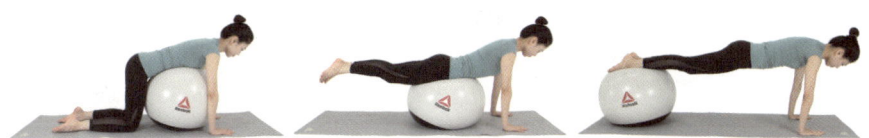

마시면서 : 짐볼을 복부에 두고 4-point 자세를 취한다.
내쉬면서 : 머리부터 발까지 체간을 일자로 유지하며 한 손씩 바닥을 짚으며 앞으로 이동한다.

로테이션 Rotation

운동목적 척추 가동성

Tip 체간이 흔들리지 않도록 심부코어의 수축으로 척추의 바른 정렬을 유지한다.

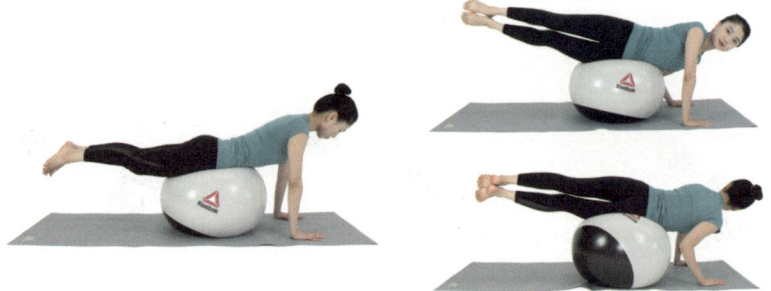

마시면서 : 짐볼 위에 골반을 얹고 머리부터 발끝까지 일자가 되도록 엎드린다.
내쉬면서 : 골반을 번갈아가며 로테이션한다.

힙 로테이션 Hip rotation

운동목적 코어 및 복사근 강화

Tip 바닥을 밀어내며 견갑골의 안정성을 유지하며 실시한다.
요추가 과신전 되지 않도록 주의한다.

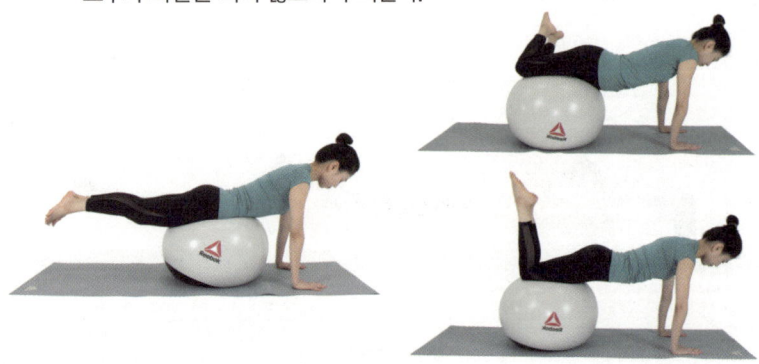

마시면서 : 짐볼을 복부에 두고 4-point 자세를 취한다.
내쉬면서 : 슬관절 굴곡하여 반대로 넘기며 회전한다.

스캐풀라 무브먼트 Scapula movement

운동목적 Protraction, Retraction 인지

Tip 고관절과 무릎이 수직에 위치할 수 있도록 한다.
요추의 분절이 일어나지 않도록 주의한다.

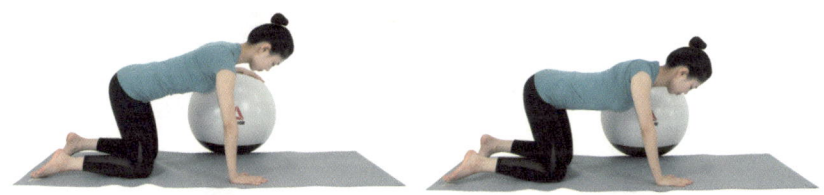

마시면서 : 4 point 자세로 한 팔은 짐볼 위에 올려 견갑 전인 한다.
내쉬면서 : 견갑이 모일 수 있도록 후 인한다.

푸시업 Push up

운동목적 대흉근, 상완 이두근, 상완 삼두근 강화

Tip 고관절과 무릎이 수직에 위치할 수 있도록 한다.
요추의 분절이 일어나지 않도록 주의한다.

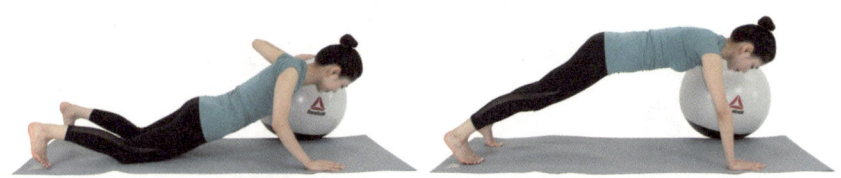

마시면서 : 무릎을 지면에 대고 머리부터 무릎까지 바른 정렬을 유지한다. 한 손은 짐볼 위에 위치
한다.
내쉬면서 : 무릎 피며 팔꿈치도 편다.

닐링 로우 Row

운동목적 척추 신전근 강화

Tip 척추정렬을 유지한다.
무릎과 골반을 수평에 위치한 뒤 실시한다.

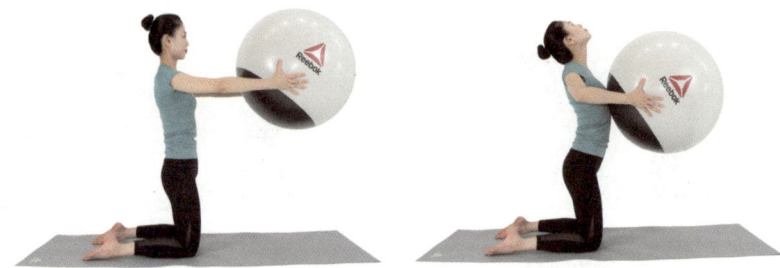

마시면서 : 머리부터 무릎까지 심부코어를 수축하여 척추의 정상 정렬을 유지한다.
내쉬면서 : 짐볼을 가슴 앞으로 당겨와 스파인은 신전한다.

니 플렉션 Knee flexion

운동목적 슬관절 신전근 스트레치

Tip 머리부터 천골까지 심부코어를 수축하여 척추의 바른 정렬을 유지한다.
고관절에서 굴곡이 나오지 않도록 주의한다.

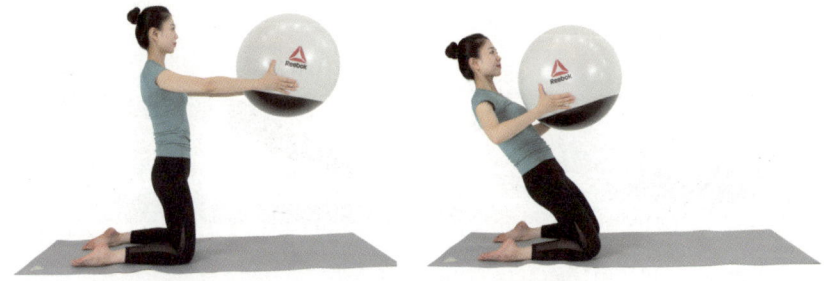

마시면서 : 척추 정렬을 유지하며 짐볼 잡은 손을 앞으로 나란히 한다.
내쉬면서 : 짐볼 가슴 앞으로 당겨오며 상체를 뒤로 보낸다.

AB 슬라이드 AB slide

운동목적 코어 강화와 밸런스 향상

Tip 미끄러지지 않도록 주의한다.
심부코어의 수축으로 척추의 바른 정렬을 유지하며 실시한다.

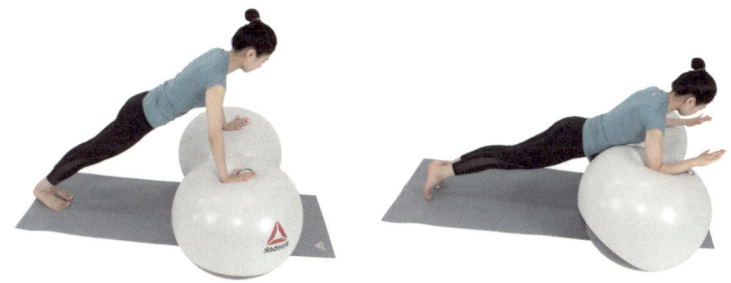

마시면서 : 양 손을 각각 짐볼 위에 얹고 머리부터 발끝까지 일자가 되도록 유지한다.
내쉬면서 : 양 손을 전완을 거쳐 팔꿈치까지 짐볼을 밀어 상체를 아래방향으로 내려간다.

AB 슬라이드 AB slide

운동목적 코어 강화와 밸런스 향상

Tip 미끄러지지 않도록 주의한다.
심부코어의 수축으로 척추의 바른 정렬을 유지하며 실시한다.

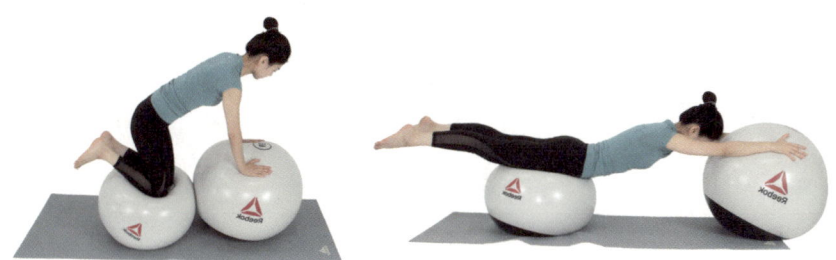

마시면서 : 짐볼 2개 위에 팔과 다리를 얹고 4-point자세를 취한다.
내쉬면서 : 양 손과 양 발을 서로 반대방향으로 밀어 상체를 아래방향으로 내려간다.

듀얼 플라이 Dual - ball fly

운동목적 코어 강화와 밸런스 향상

Tip 미끄러지지 않도록 주의한다.
심부코어의 수축으로 척추의 바른 정렬을 유지하며 실시한다.

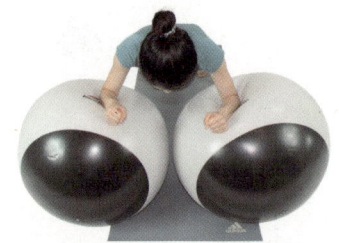 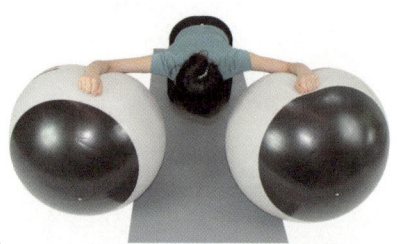

마시면서 : 양 팔을 각각 짐볼 위에 얹고 머리부터 발끝까지 일자가 되도록 유지하여 플랭크 자세를 취한다.
내쉬면서 : 양 팔로 짐볼을 바깥쪽으로 밀어 상체를 아래방향으로 내려간다.

리버스 플라이 Reverse Fly

운동목적 후면 삼각근 강화

Tip 배꼽을 당겨 심부코어의 수축을 유지하며 실시한다.
척추 마디마디 분절하며 실시한다.

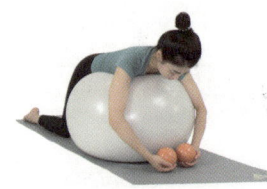 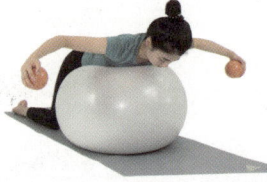 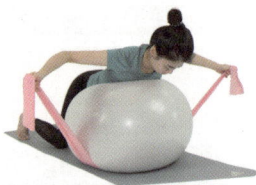

마시면서 : 짐볼을 중심으로 무릎을 꿇고 엎드린 후 팔을 다이아몬드 모양으로 만들어 토닝볼을 잡아 준다.
내쉬면서 : 팔을 들어 최대한 옆으로 넓게 벌린다.
응용동작 : 토닝볼 대신 탄성 밴드를 이용한다.

버드 독 Bird dog

운동목적 코어와 척추 신전근 및 둔근 강화

Tip 머리와 발끝이 일자가 되도록 척추 정렬을 유지한다.
경추가 굴곡되지 않도록 주의하고 요추가 과신전 되지 않도록 주의한다.

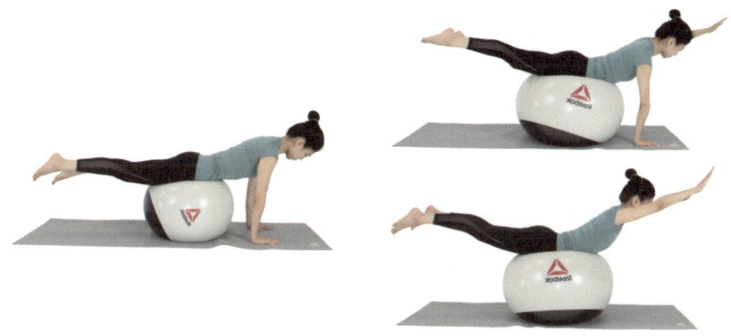

마시면서 : 짐볼을 복부에 대고 4-point 자세를 취하고 양다리를 들어 올린다.
내쉬면서 : 한 팔씩 뻗어 양 팔 머리 위로 멀리 보낸다.

핸드 스탠드 Hand stand

운동목적 전신 근력 강화 운동

Tip 미끄러지지 않도록 주의한다.
심부코어의 수축 후 반동을 쓰지 않고 천천히 실시한다.

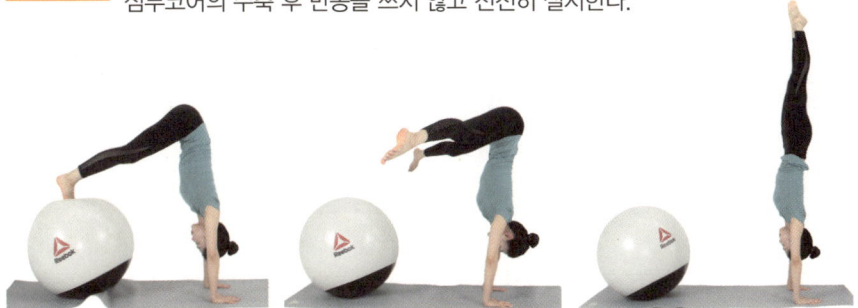

마시면서 : 짐볼 위에 무릎을 얹은 상태에서 엉덩이를 하늘 방면으로 향하도록 든다.
내쉬면서 : 양다리를 벌린상태에서 하늘방향으로 들어주며 양발을 모은다.

측면 자세 (Side Position)

자세	■ 어깨 밑에 손목, 골반 밑에 무릎 위치한다. ■ 요추가 신전 되지 않도록 척추의 바른 정렬을 유지한다. ■ 다리는 골반 넓이 유지한다.

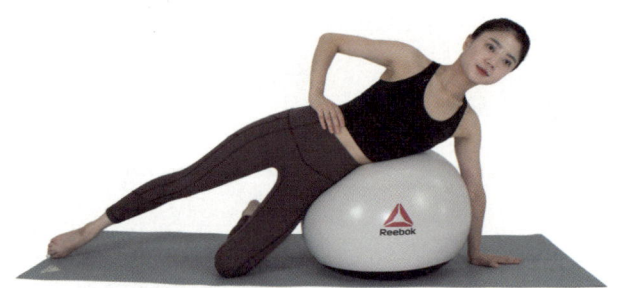

1. 운동 목적
- 볼 위에 옆으로 누워서 유연성과 코어의 기능을 향상시키고 근육을 강화시킨다.

2. 운동 방법
- 볼 옆에 한쪽 무릎을 구부리고 앉아 체간을 짐볼에 기대고 한 손을 옆에 집고 한쪽 다리를 편다.
- 체간이 틀어지지 않도록 정렬을 유지한다.
- 늑골과 골반이 멀어지도록 스트레치한다.

3. 응용 방법
- 옆으로 눕기 동작은 일종의 기본자세로 다음에 소개되는 여러 동작의 기초가 된다
- 매트에 옆으로 누워 한 손으로는 복부 앞 지면을 지지하고 양다리에 짐볼을 끼우고 조인다.
- 매트에 옆으로 누워 한 손으로는 팔꿈치를 구부려 지면을 지지하고 한 손을 하늘을 향해 뻗는다.
- 짐볼은 양다리에 끼우고 조인다.
- 짐볼 위에 체간을 옆으로 누워 양손으로 짐볼을 감싸고 위쪽의 다리를 들었다가 돌아온다.

4. 주의 사항
- 체간이 앞쪽으로 기울지 않도록 몸통과 머리의 정렬을 유지해야 한다.
- 짐볼이 지나치게 커서 무릎이 닿지 않는다거나 볼이 너무 작아서 몸통이 기울여지지 않도록 해야 한다.
- 짐볼에 기대는 자세를 취할 때 요추와 흉추가 지나치게 틀어지지 않도록 중립 자세를 유지해야 한다.
- 옆으로 눕기 기본자세로부터 변형되는 모든 동작에서도 경추와 요추, 흉추의 중립자세를 유지해야 한다.

짐볼 사이드 닐링 브레싱 Side kneeling breathing

운동목적 호흡 트레이닝

Tip 척추의 바른 정렬 상태를 인지 후에 실시한다.

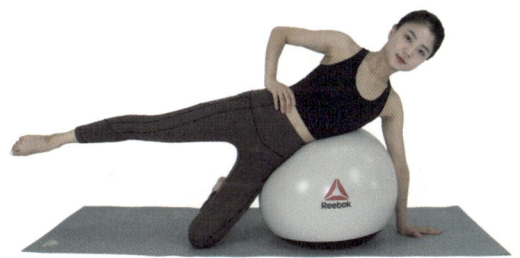

호흡

- 흡기시에 짐볼에 늑골을 대고 아코디언처럼 옆으로 늘어남을 느낀다.
- 호기시에 배꼽이 척추에 닿는다는 느낌으로 당기며 외복사근 수축한다.
- 축성신장을 유지한다.

스캐풀라 무브먼트 Scapula movement

운동목적 견관절 가동범위에 제한이 있는 환자를 위한 스트레치

Tip 반대쪽 골반이 뜨지 않도록 지긋이 눌러주며 실시한다.
되지 않도록 견갑의 안정화를 만든다.

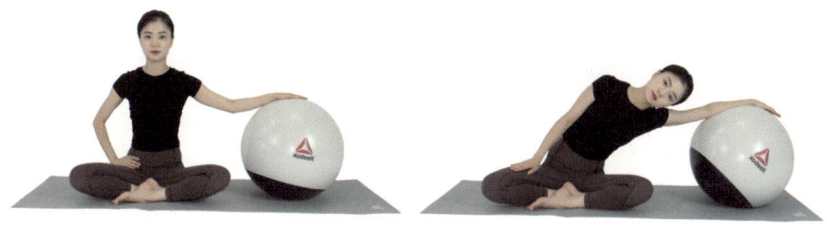

마시면서 : 양반다리로 앉아 한 팔은 짐볼 위에 올린다.
내쉬면서 : 손끝을 멀리 뻗으며 짐볼을 밀어 어깨의 외전을 증가시킨다.

사이드 원 암 플렉션 Side one arm flexion

운동목적 견관절 스트레치

Tip 머리부터 천골까지 일자가 되도록 척추의 바른 정렬을 유지한다.

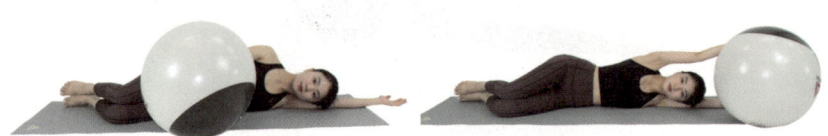

마시면서 : 한 팔로는 머리를 받쳐 척추가 일자가 되도록 하고 한 손을 체간 앞으로 뻗어 짐볼 위에 얹는다.
내쉬면서 : 짐볼에 얹은 손을 멀리 뻗으며 짐볼과 함께 팔을 머리방향으로 보낸다.

스캐풀라 무브먼트 Scapula movement

운동목적 Protraction, Retraction 인지

Tip 머리부터 천골까지 일자가 되도록 척추의 바른 정렬을 유지한다.

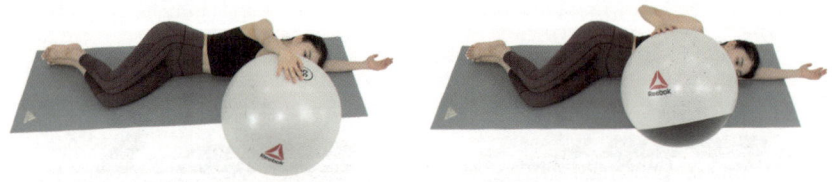

마시면서 : 한 팔로는 머리를 받쳐 척추가 일자가 되도록 하고 한 손을 체간 앞으로 뻗어 짐볼 위에 얹고 전인한다.
내쉬면서 : 팔꿈치를 구부리며 견갑끼리 모이도록 후인 한다.

힙 플렉션 Hip flexion

운동목적 고관절 굴곡근 활성화

Tip 척추정렬을 유지한다.
한손으로 복부 앞 지면을 지지하여 코어를 보조한다.

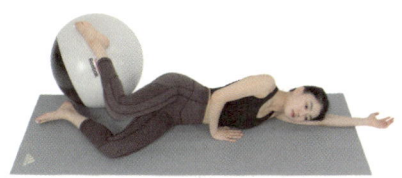 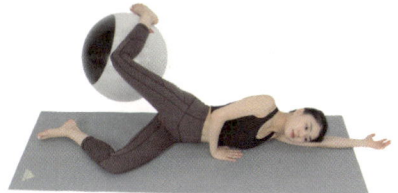

마시면서 : 척추의 바른 정렬을 유지하여 한 다리 짐볼 위에 올린다.
내쉬면서 : 짐볼을 뒤로 보내며 고관절을 신전한다.

힙 어브덕션 Hip abduction

운동목적 고관절 외전근 활성화

Tip 척추정렬을 유지한다.
한 손으로 복부 앞 지면을 지지하여 코어를 보조한다.

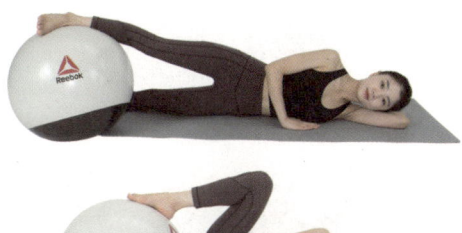
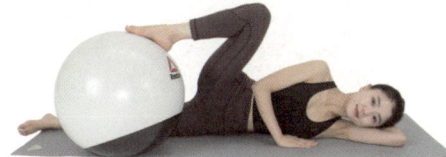

마시면서 : 척추의 바른 정렬을 유지하여 한 다리 짐볼 위에 올린다.
내쉬면서 : 옆구리까지 짐볼 끌고 오며 슬관절 굴곡한다.

더블 레그 리프트 Double leg lift

운동목적 T.F.L, 중둔근 강화

Tip 요추가 과하게 꺾이지 않도록 심부코어를 수축하여 척추정렬을 유지한다.
한 손으로 복부 앞 지면을 지지하여 코어를 보조한다.

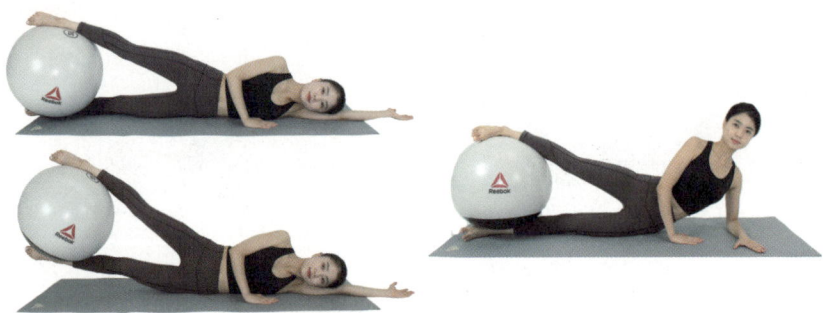

마시면서 : 척추의 바른 정렬 유지하여 다리 사이에 짐볼 끼운다.
내쉬면서 : 심부코어 수축 유지하여 짐볼 끼운 다리 위로 올린다.
응용동작 : 상체를 옆으로 세워서 실시하면 난이도를 낮출 수 있다.

사이드 킥 프론&백 Side kick prone&back

운동목적 T.F.L, 둔근 강화

Tip 요추가 과하게 꺾이지 않도록 심부코어를 수축하여 척추정렬을 유지한다.
한 손으로 복부 앞 지면을 지지하여 코어를 보조한다.

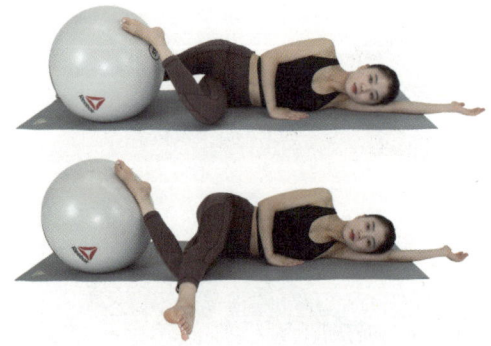

마시면서 : 아래에 위치한 발을 외측부분으로 짐볼에 지지하고 위에 위치한 다리는 저측 굴곡하여 뒤로 뻗는다.
내쉬면서 : 뻗은 다리 반원을 그리며 체간의 앞쪽으로 보낸다.

짐볼 내전근 사이드 플랭크 Adductors side plankck

운동목적 내전근과 코어 강화 운동

Tip 위에있는 다리로 짐볼을 지긋이 누르며 실시한다.
몸통의 중립을 유지하며 실시한다.

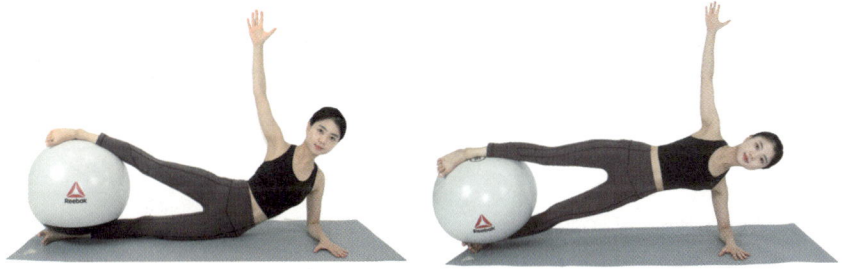

마시면서 : 한팔로 바닥을 지지하고 한손으로를 하늘을 향해 뻗는다.
내쉬면서 : 정렬을 유지하며 몸통을 올린다.

짐볼 내전근 사이드 플랭크 로테이션 Adductors side plank rotation

운동목적 흉추 가동성 향상 및 내전근과 코어 강화 운동

Tip 위에있는 다리로 짐볼을 지긋이 누르며 실시한다.
몸통의 중립을 유지하며 실시한다.

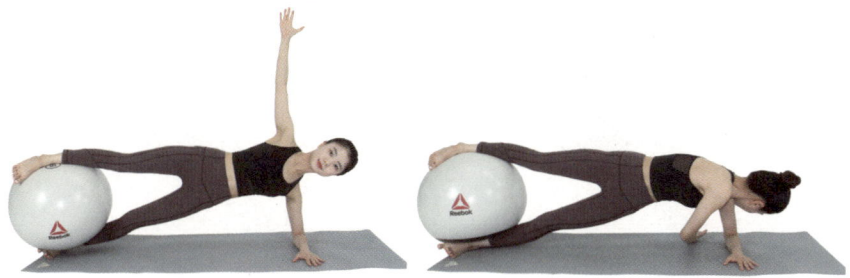

마시면서 : 척추의 바른 정렬을 유지하여 몸통을 올린 상태에서 유지한다.
내쉬면서 : 하늘로 뻗었던 팔을 지지하는 팔 겨드랑이 사이로 넣어주며 체간을 회전한다.

사이드 밴드 Side Bend

운동목적 요골반 안정화

Tip 손목의 통증이 발생할 시 소도구를 이용하여 손목의 과도한 폄을 예방한다.
손바닥을 밀어내 사이드 밴드 도움을 줄 수 있다.

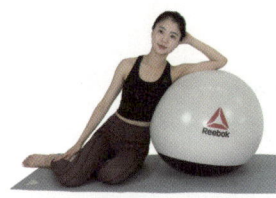 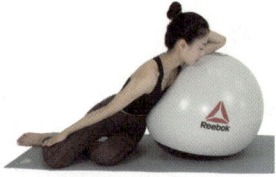 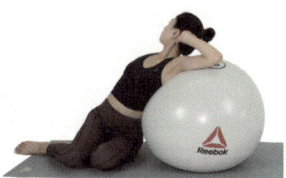

마시면서 : 짐볼에 옆으로 기대고 팔은 일자가 되도록 한다.
내쉬면서 : 짐볼에 기대어 체간을 앞, 뒤로 회전한다.

사이드 닐링 크램쉘 Side kneeling clamshell

운동목적 둔근 강화 운동

Tip 다리를 드는동안 몸통이 회전하지 않도록 주의하며 실시한다.
몸통의 정렬을 유지하며 실시한다.

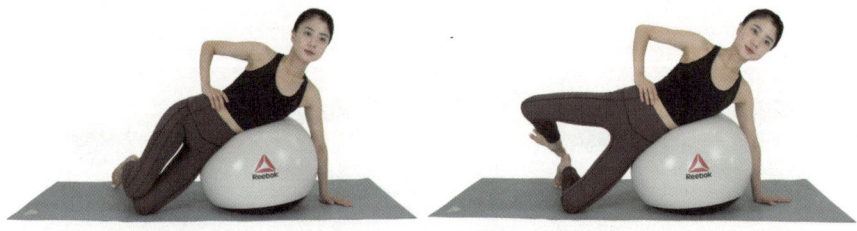

마시면서 : 척추의 바른 정렬 유지하여 두발을 모으고 자세를 유지한다.
내쉬면서 : 정렬을 유지하여 무릎이 서로 멀어지게 한다.

사이드 레그 리프트 Side leg lift

운동목적 외전근 강화 운동

Tip 다리를 드는 동안 몸통이 회전하지 않도록 주의하며 실시한다.
몸통의 정렬을 유지하며 실시한다.

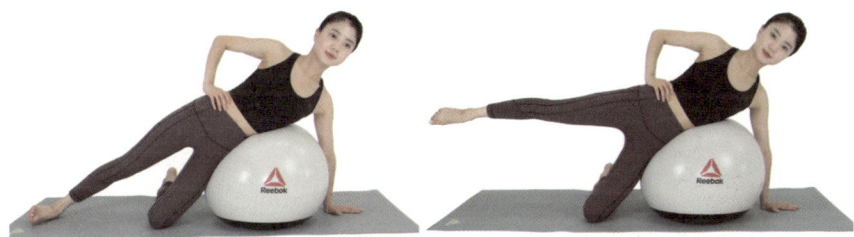

마시면서 : 머리부터 천골까지 척추의 바른 정렬 상태를 유지하며 지지하는 무릎을 구부리고 옆으로 눕는다.
내쉬면서 : 척추 정렬을 유지하여 다리를 멀리 뻗어 들어올린다.

사이드 닐링 프론트&백 킥 Side kneeling front&back

운동목적 둔근 강화 운동

Tip 다리가 움직이는 동안 몸통이 움직이지 않도록 주의하며 실시한다.
발끝을 몸에서 멀리 보낸다고 생각하며 실시한다.
몸통의 정렬을 유지하며 실시한다.

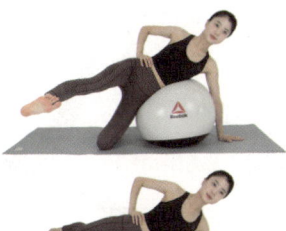
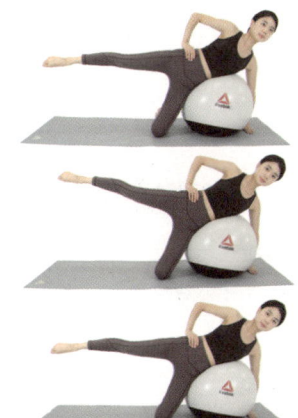
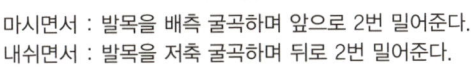

마시면서 : 발목을 배측 굴곡하며 앞으로 2번 밀어준다.
내쉬면서 : 발목을 저측 굴곡하며 뒤로 2번 밀어준다.
응용동작 : 발목을 움직이며 원을 그려 준다.

사이드 스트레치 Side stretch

운동목적 측면 스트레치 (광배근, 복사근, 요방형근)

Tip 스트레치 할 때 체간이 뒤틀리지 않도록 중립을 유지한다.
어깨와 가슴이 바닥을 향하지 않도록 가슴을 열어준다는 느낌으로 시선은 정면으로 향한다.

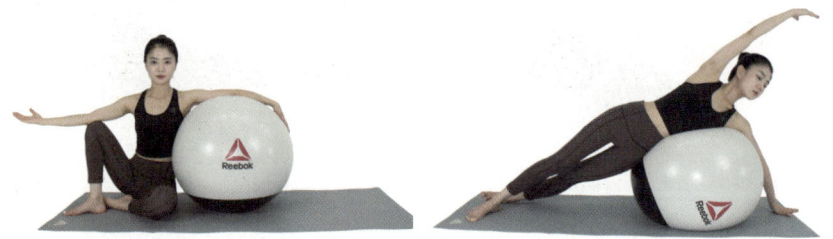

마시면서 : 양 발을 앞뒤로 정렬하고 체간 측면에 짐볼을 두고 앉는다.
내쉬면서 : 체간의 측면을 최대한 스트레치 해주며 한 팔은 바닥을 짚고 한 팔은 머리위로 멀리 뻗는다.

사이드 밴드 Side Bend

운동목적 요골반 안정화

Tip 손목의 통증이 발생할 시 소도구를 이용하여 손목의 과도한 폄을 예방한다.
손바닥을 밀어내 사이드 밴드 도움을 줄 수 있다.

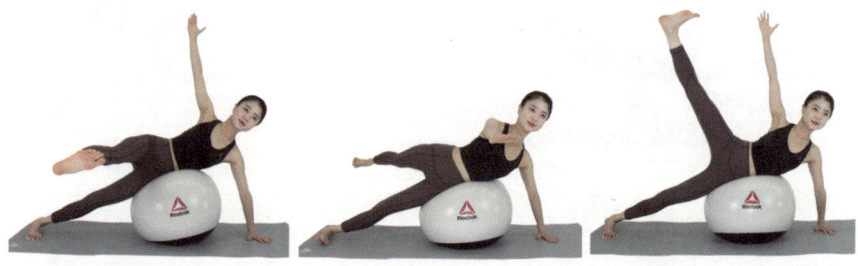

마시면서 : 옆으로 짐볼에 기대고 팔은 일자가 되도록 한다.
내쉬면서 : 다리를 앞, 뒤, 위 순서대로 뻗는다.

사이드 밴딩 Side bending

운동목적 요방형근, 복사근 스트레치

Tip 두 무릎이 땅에 지지 할 수 있도록 지긋이 눌러준다.
체간의 정렬을 유지하며 상승모근이 쓰이지 않도록 실시한다.

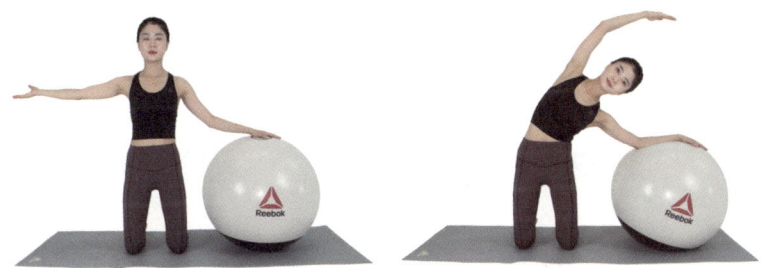

마시면서 : 한 팔은 짐볼 위 한 팔은 옆으로 뻗는다.
내쉬면서 : 늑골과 장골이 멀어지도록 손끝을 멀리 보내며 반대방향으로 쭉 뻗는다.

사이드 밴딩 & 로테이션 Side bending & rotation

운동목적 요방형근 광배근 복사근 스트레치

Tip 무게 중심이 좌골에 위치 할 수 있도록 앉는다. 체간의 정렬을 유지하여 골반이 수평을 유지할 수 있도록 주의한다.

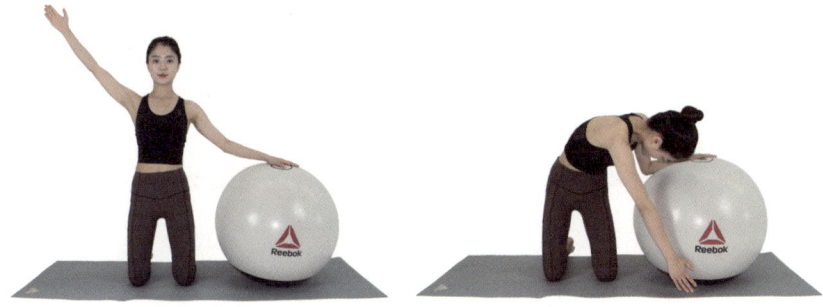

마시면서 : 척추의 바른 정렬을 유지하여 한 팔 위로 들어 올린다.
내쉬면서 : 반대방향으로 손을 멀리 뻗으며 대각선 아래로 상체 굴곡한다.

앵클 트레이닝 Ankle training

운동목적 비복근, 전경골근 강화운동

Tip 발끝의 높이가 골반과 수평이 되도록 위치한다.
골반이 움직이지 않도록 주의한다.

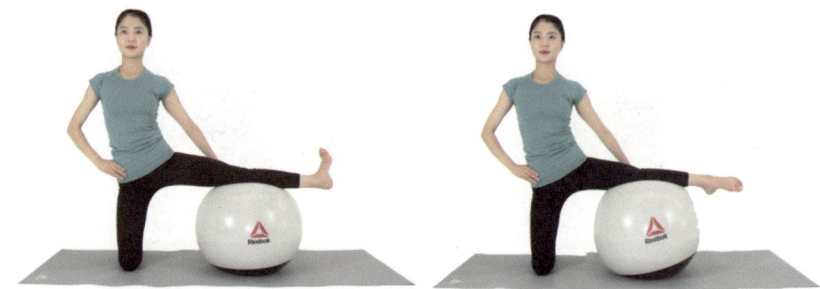

마시면서 : 무릎이 접히지 않도록 주의하며 배측 굴곡 한다.
내쉬면서 : 발끝을 멀리 보내주며 저측 굴곡 한다.

내전근 스트레치 & 사이드 밴딩 Adductor stretching & Side bending

운동목적 내전근, 햄스트링, 요방형근, 복사근 스트레치

Tip 발끝의 높이가 골반과 수평이 되도록 위치한다.
골반과 체간이 틀어지지 않도록 주의한다.

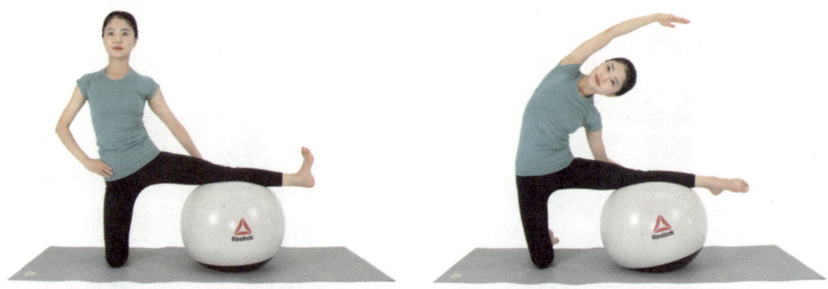

마시면서 : 한 다리 옆으로 들어 짐볼 위에 올린다.
내쉬면서 : 한 팔을 머리 위로 뻗어 반대쪽으로 넘긴다.

선 자세 (Standing Position)

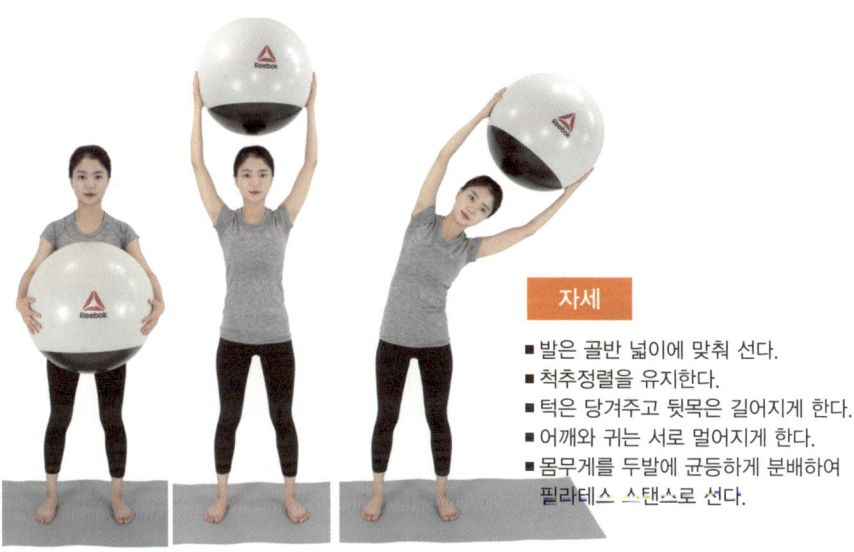

자세
- 발은 골반 넓이에 맞춰 선다.
- 척추정렬을 유지한다.
- 턱은 당겨주고 뒷목은 길어지게 한다.
- 어깨와 귀는 서로 멀어지게 한다.
- 몸무게를 두발에 균등하게 분배하여 필라테스 스탠스로 선다.

1. 운동 목적
- 선 자세에서 양 발에는 몸무게를 균등하게 배분하여 필라테스 스탠스를 취하고 밸런스 향상을 목적으로 코어를 향상시키고 근육을 강화한다.
- 기저면이 적은 자세인 만큼 부하가 큰 강도높은 근육강화운동을 수행할 수 있다.

2. 운동 방법
- 양다리를 골반 넓이만큼 벌리고 선다.
- 양발은 11자가 되도록 선다.
- 무게중심은 한쪽 골반에 치우치지 않도록 좌.우 균등하게 배분하여 선다.
- 무게중심은 양발에 앞뒤로 균등하게 배분하여 선다.

3. 응용 방법
- 짐볼을 머리 위로 들고 옆으로 기울였다가 다시 일어선다.
- 짐볼을 안듯이 잡고 런지 자세 후 앉았다가 일어선다.
- 짐볼을 벽과 등 사이에 대고 앉았다가 일어선다.

4. 주의 사항
- 머리부터 발까지 바른 정렬 상태를 유지한다.
- 짐볼에 다리를 지지할 때 미끄러지지 않도록 무게를 과하게 싣지 않는다.
- 짐볼을 양손으로 들 때 어깨와 귀는 서로 멀어지게 한다.

짐볼 스탠딩 브레싱 Standing breathing

운동목적 호흡 트레이닝

Tip 척추의 바른정렬 상태를 인지 후에 실시한다.

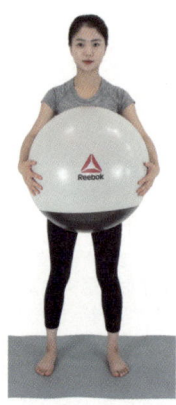

호흡
- 축성신장을 유지한다.
- 흡기시에 복부로 짐볼을 밀어주고 흉곽이 사방으로 넓어지게 한다.
- 호기시에 외복사근을 수축한다.

사이드 스트레치 Side stretch

운동목적 요방형근, 광배근, 복사근 스트레치

Tip 골반이 옆으로 밀리지 않도록 척추의 바른정렬을 유지한다.

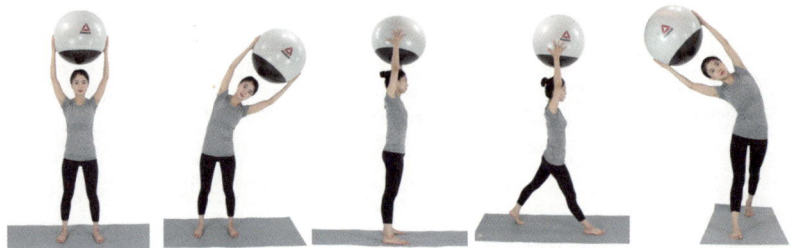

마시면서 : 양발로 지면을 지구시 눌러주고 짐볼을 머리위로 들어 올린다.
내쉬면서 : 늑골과 골반을 늘려주며 짐볼을 옆으로 보낸다.
응용동작 : 1. 인라인 스탠스로 서서 실시한다.
           2. 지도자와 파트너 운동으로 주고 받으며 함께한다.

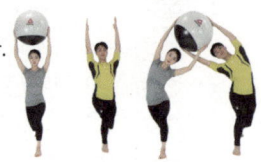

월 컴프레션 엑서사이즈 Wall complession excercise

운동목적 견관절 강화운동

Tip 배꼽을 당겨 심부코어의 수축을 유지하며 실시한다.
척골과 전완으로 번갈아가며 실시한다.

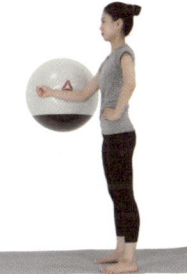 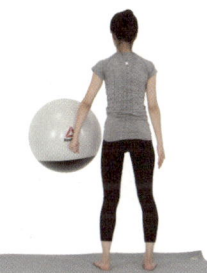 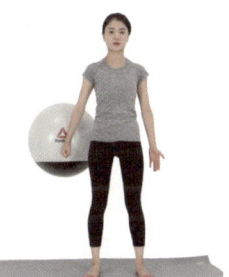

마시면서 : 벽에 짐볼을 대고 주먹을 쥔 뒤 팔꿈치를 굴곡하여 척골/ 전완(요골+척골)으로 지지한다.
내쉬면서 : 벽을 향해 짐볼을 10초간 민다.
응용동작 : 벽을 마주보고 서서/ 등지고 서서 10초간 민다.

월 볼 롤링 리프트 Wall rolling lift

운동목적 견관절 강화 운동

Tip 배꼽을 당겨 심부코어의 수축을 유지하며 실시한다.
머리부터 발끝까지 척추의 바른정렬을 유지하며 실시한다.

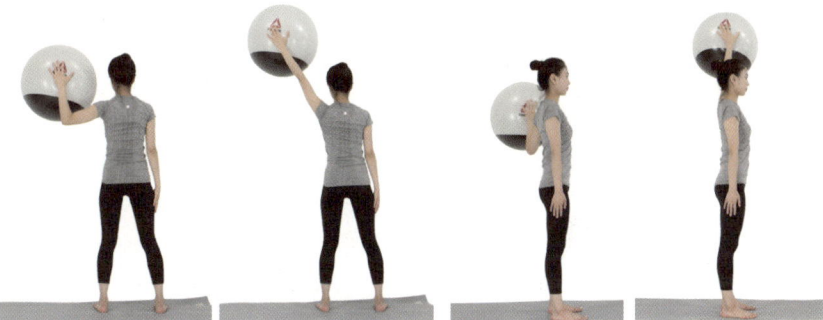

마시면서 : 벽에 짐볼을 대고 손바닥으로 지지한다.
내쉬면서 : 짐볼을 지그시 눌러주며 천천히 밀어 올린다.
응용동작 : 옆으로 서 손을 옆으로 뻗어 실시한다.

짐볼 스쿼트 Squat

운동목적 둔근 강화 운동

Tip 양발로 지면을 지긋이 눌러 밀면서 일어난다.
요추가 과신전 되지 않도록 주의한다.

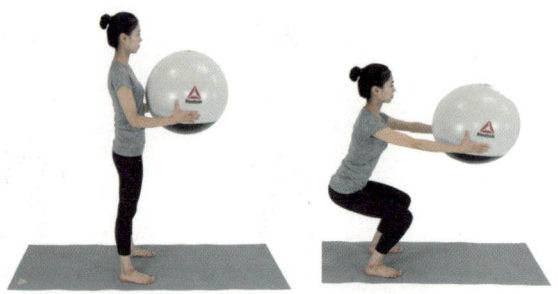

마시면서 : 짐볼을 복부앞에 안고 척추의 바른 정렬상태를 유지한다.
내쉬면서 : 양팔을 앞으로 내밀면서 앉는다.

런지 플렉션 Lunge flexion

운동목적 둔근, 전면삼각근 강화 운동

Tip 슬관절 굴곡시 충격이 가지 않도록 심부코어를 수축하며 실시한다.
짐볼이 머리위에 위치할 수 있도록 체간을 늘려주며 실시한다.

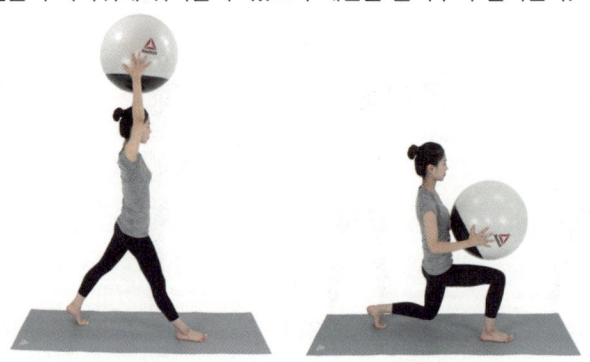

마시면서 : 짐볼을 가슴 앞에 안고 런지자세를 취한다.
내쉬면서 : 짐볼을 하늘방향으로 들어주며 정수리가 하늘방향을 향하도록 일어선다.

롤링 스쿼트 Rolling squat

운동목적 둔근, 대퇴사두 강화 운동

Tip 발바닥으로 지면을 지긋이 눌러주며 실시한다.
시선은 정면을 응시하며 실시한다.

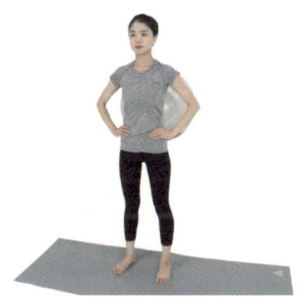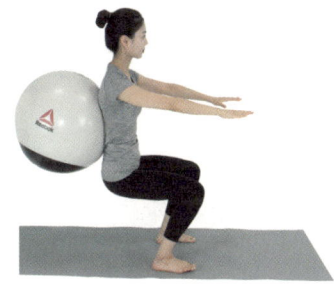

마시면서 : 짐볼을 벽과 등 사이에 두고 기대선다.
내쉬면서 : 무릎과 골반이 수평에 위치할 수 있도록 앉는다
응용동작 : 1. 벽에 기댄 상태에서 한쪽 다리씩 굴곡하여 들어 올린다.
             2. 스쿼트 상태에서 한쪽 다리씩 굴곡하여 들어 올린다.
             3. 벽을 보고 기대서서 스쿼트를 실시한다.

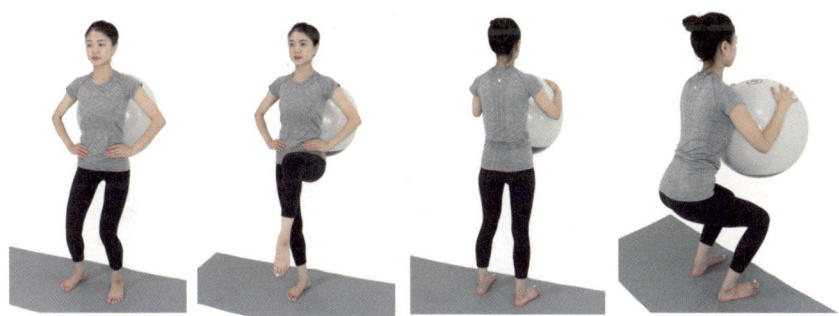

우드 찹 Wood chops

운동목적 코어, 복사근, 둔근, 사선패턴 강화

Tip 배꼽을 당겨 심부코어의 수축을 유지하며 실시한다.
척추 마디마디 분절하며 실시한다.

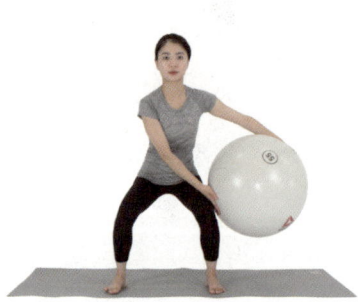
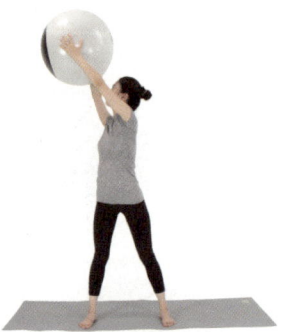

마시면서 : 스쿼트 자세에서 짐볼을 양손으로 잡고 체간을 회전하여 무릎 바깥쪽에 위치한다.
내쉬면서 : 일어서며 짐볼을 반대쪽 어깨 뒤편으로 시선과 함께 체간 트위스트하며 뻗는다.

로테이션 런지 Rotation lunge

운동목적 둔근 강화, 스파인 스트레치

Tip 체간이 앞으로 기울지 않도록 주의한다.

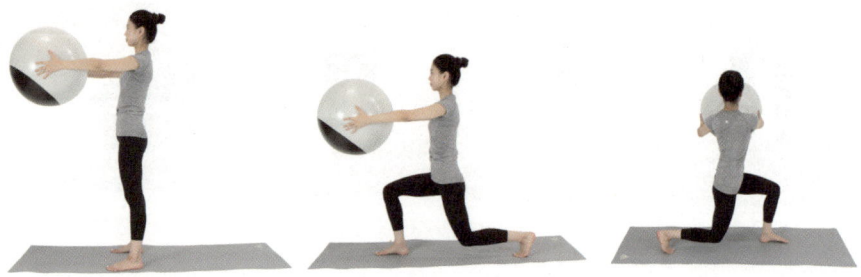

마시면서 : 양발을 앞뒤로 벌려서 선 상태에서 양손으로 짐볼을 잡고 앞으로 뻗는다.
내쉬면서 : 런지자세로 앉으며 짐볼을 시선과 함께 앞에 위치한 다리 방향으로 트위스트 한다.

니 익스텐션 knee extension

운동목적 Knee (Flexion, Extension 인지)

Tip 체간이 앞쪽으로 기울지 않도록 척추정렬을 유지한다.
미끄러지지 않도록 짐볼에 무게를 과하게 싣지 않는다.

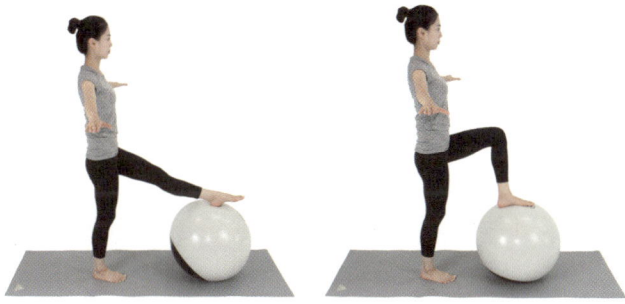

마시면서 : 척추정렬 유지하며 짐볼 위에 발끝 올린다.
내쉬면서 : 심부코어 수축하며 다리를 뻗는다.

원 레그 스쿼트 One leg squat

운동목적 고관절 신전근 강화 운동

Tip 체간이 앞쪽으로 기울지 않도록 정수리를 하늘방면으로 향하게 실시한다.
미끄러지지 않도록 짐볼에 무게를 과하게 싣지 않는다.

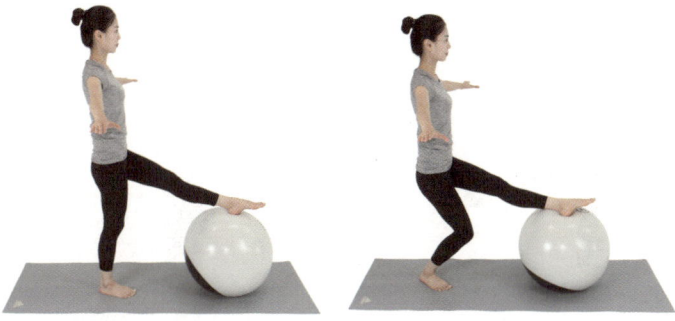

마시면서 : 척추정렬 유지하며 짐볼 위에 발 올린다.
내쉬면서 : 지면을 지그시 눌러주면서 앉는다.

원 레그 사이드 스쿼트 One leg side squat

운동목적 고관절 신전근 강화 운동

Tip 지지하는 쪽 다리의 무릎이 앞으로 과하게 나가지 않도록 주의한다.
미끄러지지 않도록 짐볼에 무게를 과하게 싣지 않는다.

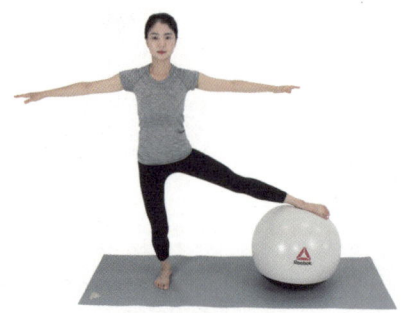

마시면서 : 척추정렬 유지하며 짐볼 옆으로 다리 올린다.
내쉬면서 : 심부코어 수축하며 무릎 앞으로 굽힌다.

힙 스트로크 Hip stroke

운동목적 고관절 강화 운동

Tip 지지하는 쪽 다리의 무릎이 앞으로 과하게 나가지 않도록 주의한다.
미끄러지지 않도록 짐볼에 무게를 과하게 싣지 않는다.

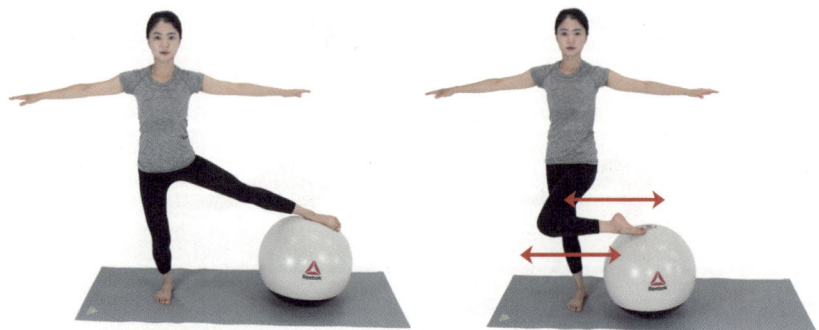

마시면서 : 양손은 골반위에 위치하고 짐볼위에 발을 얹는다.
내쉬면서 : 무릎을 좌우로 움직이며 발로 짐볼을 민다.
응용동작 : 사이드로 다리를 길게 뻗었다가 고관절과 슬관절 굴곡하며 내전한다.

힐 스쿼트 Heel squat

운동목적 고관절, 슬관절 강화 운동

Tip 척추정렬을 유지한다.
미끄러지지 않도록 짐볼에 무게를 과하게 싣지 않는다.

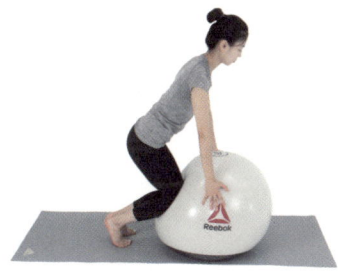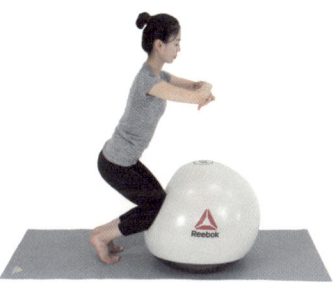

마시면서 : 짐볼에 양손을 얹고 무릎을 기댄다.
내쉬면서 : 심부코어의 수축과 함께 뒤꿈치를 들고 양팔을 포개어 들어준다.

원 레그 런지 One leg lunge

운동목적 고관절 신전근 강화 운동

Tip 지지하는 쪽 다리의 무릎이 앞으로 과하게 나가지 않도록 주의한다.
미끄러지지 않도록 짐볼에 무게를 과하게 싣지 않는다.

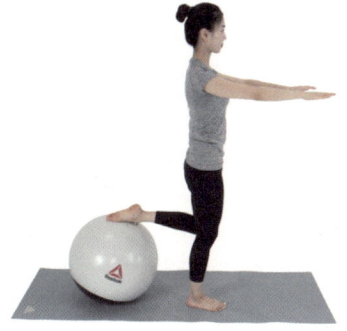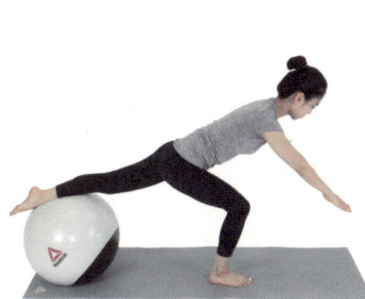

마시면서 : 한발을 짐볼위에 얹는다.
내쉬면서 : 짐볼에 올린 다리는 멀리 보내며 지지하는 쪽은 앉는다.

요방형근 스트레치 quadratus lumborum stretch

운동목적 요방형근 스트레치

Tip 체간이 회전하지 않고 정면을 바라볼 수 있도록 한다.

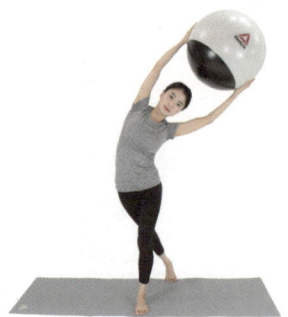

마시면서 : 한발을 반대쪽 발 뒤편으로 크로스하여 뻗는다.
내쉬면서 : 짐볼을 다리를 뻗은 방향으로 넘겨준다. 이때 늑골과 골반이 멀어지도록 늘린다.

복근 스트레치 AB complex stretch

운동목적 복부 스트레치

Tip 골반이 회전하지 않고 정면을 바라볼 수 있도록 유지한다.

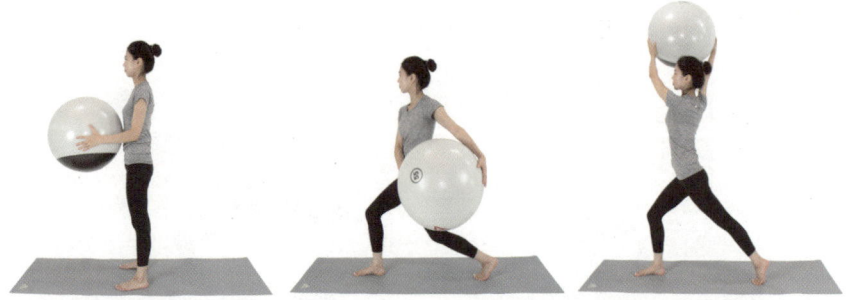

마시면서 : 발을 앞뒤로 교차해서 인라인 스탠스를 취하고 런지 자세를 만들며 짐볼을 골반 옆에 위치한다.
내쉬면서 : 뒷발을 앞으로 내딛으며 짐볼을 사선방향으로 들어준다.

복근 스트레치 AB complex stretch

운동목적 복사근 스트레치

Tip 골반이 회전하지 않고 정면을 바라볼 수 있도록 유지한다.

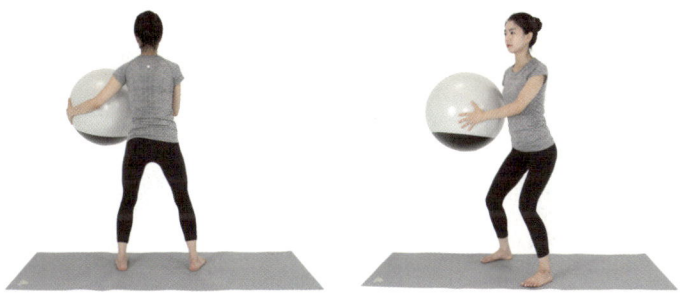

마시면서 : 정면을 바라보는 스탠다드 스탠스를 취해주고 무릎을 살짝 구부려 기마자세를 취해준다.
내쉬면서 : 짐볼을 사이드로 돌려주며 체간을 로테이션한다.

와이드 스쿼트 Wide squat

운동목적 내전근 강화 운동

Tip 발바닥으로 지면을 지긋이 눌러주며 실시한다.
시선은 정면을 응시하며 실시한다.

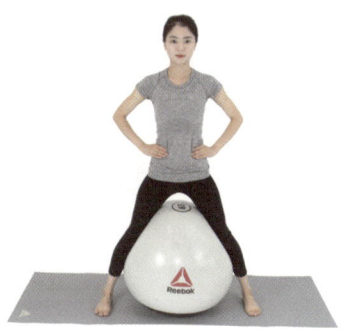

마시면서 : 심부코어의 수축과 함께 척추의 정렬을 유지한다.
내쉬면서 : 앉았다가 일어서면서 짐볼을 조여준다.

파트너 트레이닝

운동목적 코어트레이닝

Tip 배꼽을 당겨 심부코어의 수축을 유지하며 실시한다.
요추가 과하게 후만되지 않도록 주의한다.

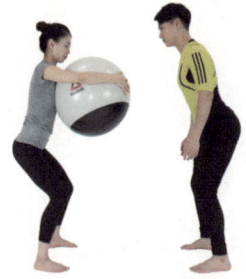 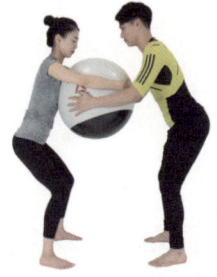 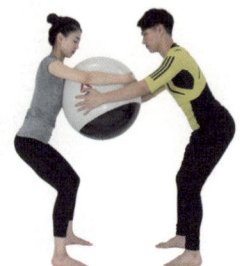

마시면서 : 어깨 너비로 발을 벌려 선다.
내쉬면서 : 엉덩이는 약간 뒤로 빼고 어깨는 앞으로 내밀어 무릎 위에 위치한다.
마시면서 : 수행하는 사람이 짐 볼을 안는다.
내쉬면서 : 파트너가 여러 방향으로 짐 볼을 이동시켜도 복부를 수축하면서 버틴다.
응용동작 : 짐 볼을 양쪽에서 잡아 당긴다. 이때 적절한 힘으로 자극이 가해지도록 한다.

파트너 트레이닝

운동목적 코어트레이닝

Tip 배꼽을 당겨 심부코어의 수축을 유지하며 실시한다.
요추가 과하게 신전되지 않도록 주의한다.

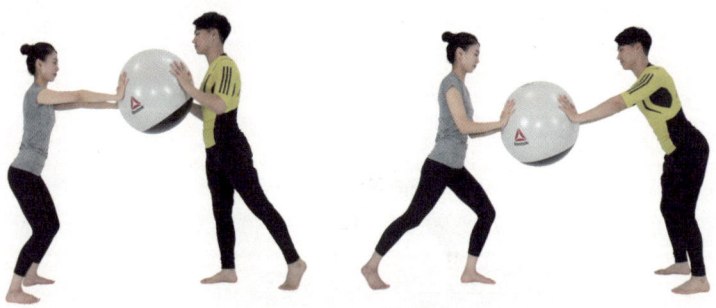

마시면서 : 두 사람이 마주 보고 어깨 너비로 서 한 사람은 팔을 편 자세로 시작하고,
다른 한 사람은 팔꿈치를 접어 짐 볼을 잡아준다.
내쉬면서 : 팔꿈치를 펴 짐 볼을 앞으로 밀면, 반대편에서는 짐 볼의 힘을 버티면서 팔을 구부린다.
응용동작 : 자세가 안정되면, 무릎을 약간 굽힌 스쿼트 자세에서 실시한다.

파트너 트레이닝

운동목적 코어트레이닝, 밸런스 향상

Tip 배꼽을 당겨 심부코어의 수축을 유지하며 실시한다.
요추가 과하게 신전되지 않도록 주의한다.

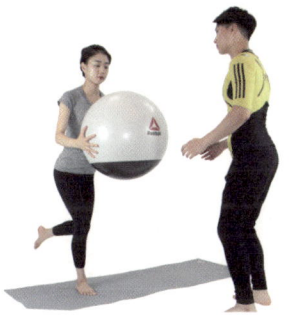 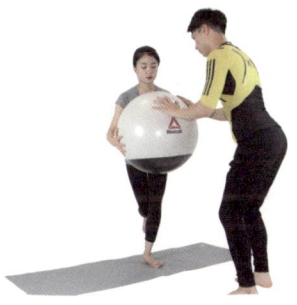

마시면서 : 짐볼을 가슴앞에 양손으로 잡고 한쪽다리를 접어 한쪽다리로만 지지하고 선다.
내쉬면서 : 한쪽 발을 이용해 좌·우 측면으로 점프하며 이동한다. 이때 지도자는 짐볼을 빼앗으려 거나, 밀려고하여 대상자의 불안정성을 높여 균형 유지를 어렵게 만든다.

파트너 트레이닝

운동목적 코어트레이닝, 흉근, 상완삼두근 강화운동

Tip 배꼽을 당겨 심부코어의 수축을 유지하며 실시한다.
척추 마디마디 분절하며 실시한다.

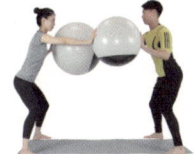 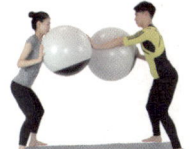 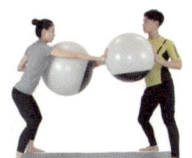 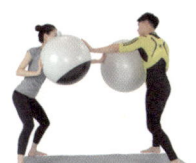

마시면서 : 파트너와 마주보고 상체를 고정하고, 발은 어깨너비로 선다.
내쉬면서 : 두 개의 볼을 오른손, 왼손으로 각각 하나씩 교대로 파트너에게 민다.
응용동작 : 짐볼을 밀 때 상체도 같이 트위스트한다.

임산부를 위한 짐볼 필라테스

· 임산부 필라테스의 장점
· 임산부의 신체 변화
· 임산부 운동 지침 및 임산부 필라테스 기대효과
· 임산부 산전 운동의 장점
· 임산부 산전 필라테스를 위한 가이드라인
· 임산부 필라테스 운동법 (40가지)

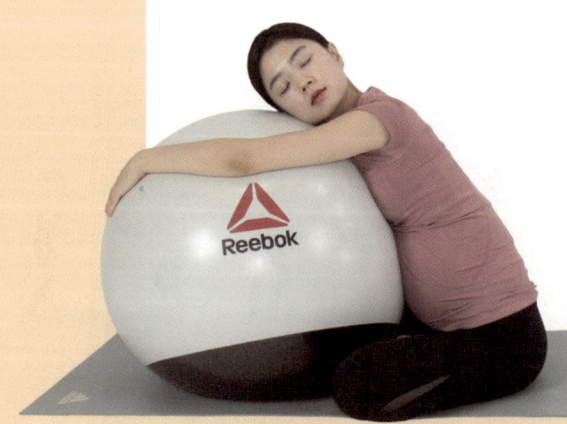

임산부 필라테스의 장점

임산부의 유연성 운동은 신체의 긴장을 완화하고, 다리의 경련 예방 및 개선해주며, 몸의 균형과 자세 개선에 효과적이며 심리적 안정 효과가 있다. 단 임신 중에는 10배 이상의 릴렉신 호르몬의 영향으로 인대, 관절에 부담이 가지 않도록 주의해서 실시해야 한다. (특히 3분기에 주의)
필라테스는 근육을 이완시켜 근육의 피로도를 낮춰줄 뿐만 아니라 자궁이나 골반의 근육을 단련시킴으로써 순산을 도와주고, 필라테스 호흡을 통하여 태아와 임산부가 심신을 편안히 유지하고 기분을 전환시키는 데 도움이 될 수 있으며 필라테스의 호흡법은 출산 시 호흡을 조절하기 위한 훈련이 될 수도 있다. 필라테스와 같은 운동을 할 때에는 배를 과도하게 수축하거나 관절을 과하게 늘리는 동작을 피한다.
그리고 임산부에게 근력 운동이 필요한데 좋은 자세를 유지하는데 필요한 근육들을 단련시킴으로써 요통을 예방하게 할 뿐만 아니라 분만에 사용되는 근육을 강화시켜 주어 진통을 잘 견딜 수 있도록 해준다. 또한 임신 중 올바른 운동 습관은 출산 후 임신 전 상태로 체력을 회복하는 데 도움을 주기 때문에 임신 시기에 따른 적절한 근력 운동을 실시하도록 해야 하며, 임신을 하면 몸의 무게 중심이 앞쪽으로 기울어지기 때문에 균형을 잡기가 어려울 수 있으므로 짐볼 필라테스 운동 시 오뚜기 짐볼을 활용하는 것을 권장하며, 근력운동을 할 때에는 같은 동작을 12~15회 이상 반복할 수 있을 정도의 낮은 무게나 체중을 이용한 동작으로 실시하며, 운동 중 호흡을 참지 않도록 한다.

임산부의 신체 변화

임신 중 나타나는 몸의 변화의 이해를 바탕으로 운동을 지도해야만 한다.

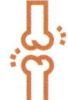
근골격계의 변화
임신 중 생성되는 호르몬은 인대를 이완시키는 작용을 한다.
이는 관절을 보다 유연하게 하여 운동 중 부상의 위험을 증가시킬 수 있다.

무게중심의 변화
임신 중에는 신체의 무게중심이 앞쪽으로 기울어지게 되어 골반이나 허리 밑부분의 근육과 뼈에 부담을 주게 된다. 이러한 이유로 인하여 임신 말기에는 특히 요통이 잘 발생하며 균형감각이 떨어지게 되어 넘어질 위험성이 높아진다.

혈류량의 변화
임신 중기(14주째)부터는 누운 자세로 운동을 할 경우 커진 자궁이 주요 혈관을 압박하여 혈류의 흐름을 방해할 수 있다. 그래서 심박출량이 줄어들어 자궁과 태아에 산소부족이 나타날 수 있고 기립성 저혈압이나 어지럼증이 유발될 수 있으므로 반듯이 누워서 하는 운동은 가급적 피하도록 한다 (3개월 후 Supine 자세 운동 금지) 그러나 운동을 하거나 휴식 시 자세는 위험하지 않다.

대사량의 변화
임신 중기(14주째)부터는 임산부의 대사 요구량을 충족시키기 위하여 하루에 약 300kcal의 열량이 추가적으로 요구된다. 따라서 과도한 운동을 피하고 운동 중 저혈당 방지를 위하여 적절한 열량을 보충하여야 한다. 운동 전에 50g 정도의 탄수화물 섭취로 저 혈당을 막고, 운동효과 상승시킬 수 있다.

체온조절
임신기간 동안 기초대사율과 체내열 생성은 비 임신 기간에 비하여 늘어나며, 운동 중 체온의 상승은 운동의 강도에 직접적으로 연관되어 있으며, 임신 첫 45-60일 동안 39℃ 를 초과하는 이상 고열 발생 시 기형아 출산의 위험이 높아지므로 운동 중에는 충분한 수분을 섭취하고 적절한 휴식을 취하도록 한다. (감기로 인한 발열, 찜질방, 핫 요가, 더운 날씨 외부 운동 금지)

임산부의 신체 변화

기본적인 운동 지침

담당 의사와 상담 후 운동을 시작해야 하며, 심박수가 140 넘지 않도록 하며, 규칙적으로 주 3~5회 실시해야 한다. 운동 시간은 단계별로 높여야 하며, 운동 후 충분히 휴식을 취해야 하고, 임신 3개월부터 supine 자세의 운동 동작을 제한하는데 심박출량이 줄어들어 자궁과 태아의 산소 공급 부족 해지기 때문이다.

임신 중 짐볼 필라테스 기대효과

- 비만 예방 및 체중 조절
- 통증 완화
  (메스꺼움, 다리 경련, 부종, 요통 등)
- 소화불량, 변비 개선
- 자세 변화의 대처 및 좋은 자세 유지
- 신체 활력 증진 및 심신 안정
- 호흡과 이완 기술 습득하여 원할한 분만
- 출산 후 빠른 회복 기대
- 골반기저근 강화로 분만 시 회음열상 방지
- 복부 근력 강화
- 목식근 이개 회복 교육 및 증진
- 요통 및 좌골신경통의 예방과 통증 완화
- 출산을 위한하지 근력과 유연성 강화
- 육아를 위한 상체 근력 강화

임산부가 운동을 하면 좋은 점

1) 임신 중 과도한 체중 증가 임신형 비만 예방 및 체중조절에 도움이 된다.
2) 제왕절개 수술률 2배 감소, 저체중 산모가 임신 시 비만 되면 제왕절개 수술 확률이 3.7배 높다. 초산인 경우 6배나 높다
3) 임신성 고혈압 발병률 50% 감소(O'brien, 2003)
4) 임신성 당뇨 발병률 감소, 비만 산모는 15년 후 당뇨병 확률 50% 증가
5) 콜레스테롤 수치 감소 (Swedish medical center in seattle 연구소)
6) 요통 예방, 체력 향상, 출산 후 빠른 회복에 도움이 된다.
7) 조산율 감소.(Exercise in pregnancy 2017)
8) 임신 중독증
   - 고혈압, 단백뇨, 부종 등 태아의 발육 부전이나 조산 가능 인자 감소
9) 좋은 자세와 허리 강화로 요통을 예방할 수 있다.

임산부 필라테스(운동)을 위한 가이드라인

분기별 임산부 운동 포커스

임산부는 1분기 초기부터 모든 자세에서의 동작이 가능한 시기이며 담당 의사의 소견 후 운동 시작이 가능하다.

1분기 : 초기(1주~13주)	2분기 : 중기(14주(안정기)~27주)	3분기 : 후기(28주~40주)
핵심 근육에 대한 인지 코어 골반 기저근 요추의 골반의 움직임 요추 분절 움직임	호흡패턴 골반 기저부 흉부의 회장 움직임 몸통 외측 굴곡 움직임 강화 운동 자세 인지 교육	호흡패턴 골반 기저부 골반의 움직임 증진 고관절 움직임 증진 골반의 외측 안정화 강화 분만 리허설 교육

* 2, 3분기에는 가급적 supine position을 피하자. (아기에게 공급되는 산소가 차단될 수 있다.) 안전한 범위 내에서 움직여야 한다. (과도한 관절 범위 이상의 움직임을 확장해선 안 된다.)

임산부가 주의할 점

1. 일시적으로 호흡을 중단하거나 숨을 참는 동작을 해서는 안 된다.
2. 혈압이나 복부 내의 압력을 급격하게 상승시켜 태아에게 산소 공급을 방해할 수 있다.
3. 덥고 습한 환경에서의 운동 해서는 안 된다.
4. 공복 시 운동은 저혈당이 유발될 수 있어 주의해야 한다.
5. 복압이 올라가는 누워서 하는 운동은 14주 후 피해야 한다.

짐볼 브레싱 Breathing

운동목적 호흡트레이닝

Tip 짐볼을 껴안듯이 허그자세를 취한다.
체간의 정렬을 유지하며 상승모근이 쓰이지 않도록 실시한다.

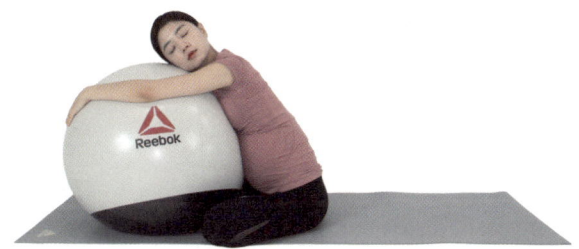

마시면서 : 허그 자세로 짐볼을 가볍게 안듯이 감싸고 흉곽으로 밀어준다.
내쉬면서 : 체간이 짐볼과 가까워지도록 흉곽을 닫아준다.

스파인 스트레치 Spine strech

운동목적 스파인 스트레치

Tip 짐볼에 양손을 포개어 가볍게 기댄다.
미끄러지지 않도록 주의한다.

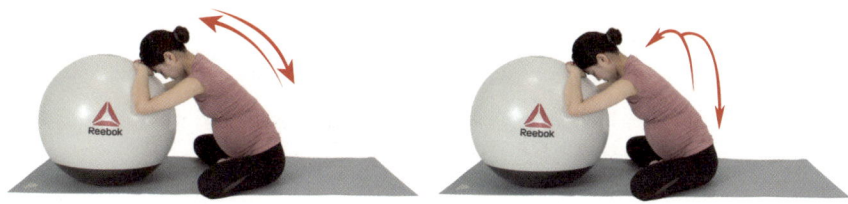

마시면서 : 양손을 짐볼 위에 얹고 이마를 기댄다.
내쉬면서 : 체간을 위, 아래 , 좌, 우로 순서대로 보내며 호흡한다.

백워드 스트레치 Backward stretch

운동목적 둔근, 흉추 스트레치

Tip 척추정렬을 유지한다. 무릎과 골반을 수직에 위치한 뒤 실시한다.

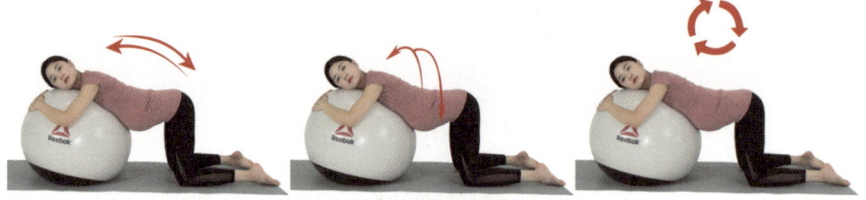

마시면서 : 짐볼을 안고 가슴을 기댄다.
내쉬면서 : 체간을 위, 아래, 좌, 우로 순서대로 보내며 호흡한다.

하부승모근 Lower trapezius

운동목적 하부승모근 강화 운동

Tip 요추가 과신전 되지 않도록 척추정렬을 유지한다.
무릎과 골반을 수직에 위치한 뒤 실시한다.

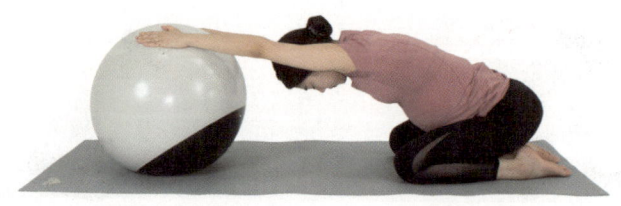

마시면서 : 짐볼에 양팔을 얹고 엎드린다.
내쉬면서 : 견갑을 후인,하강 하여 하부승모근을 수축한다.

바운싱 Bouncing

운동목적 고관절 강화 운동

Tip 무게중심이 좌골에 위치하도록 앉는다. 척추의 바른 정렬을 유지하며 실시한다.

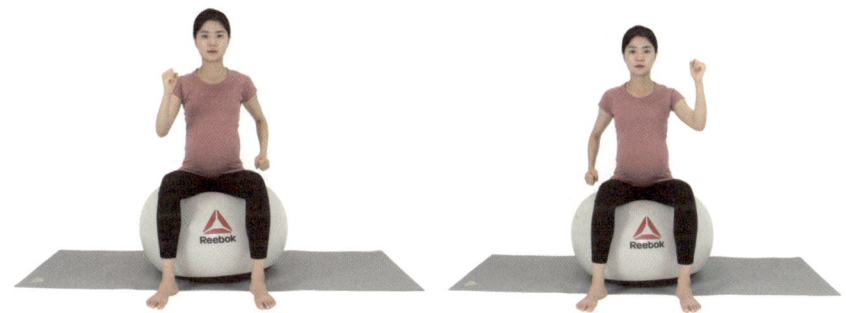

마시면서 : 척추의 바른 정렬을 유지하여 앉는다.
내쉬면서 : 정수리가 하늘을 향하도록 엉덩이를 들어준다.

바운싱 C-커브 Bouncing C-curve

운동목적 고관절 강화 운동

Tip 무게중심이 좌골에 위치하도록 앉는다. 미끄러지지 않도록 주의한다.

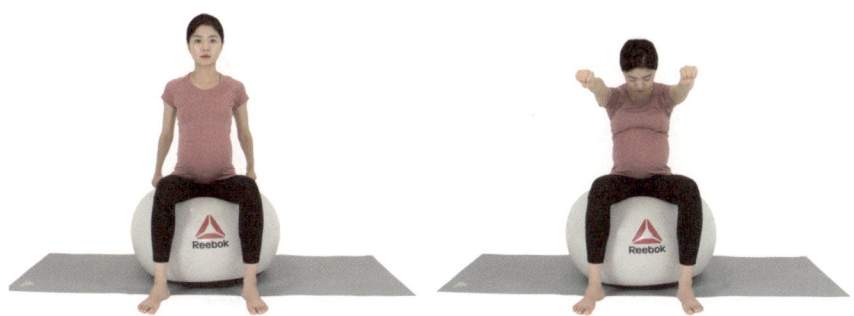

마시면서 : 척추의 바른 정렬을 유지하여 앉는다.
내쉬면서 : 양팔을 앞으로 들어주며 스파인 후만하여 척추를 늘려준다.

바운싱 Bouncing

운동목적 Lateral tilt

Tip 무게중심이 좌골에 위치하도록 앉는다. 척추의 바른 정렬을 유지하며 실시한다.

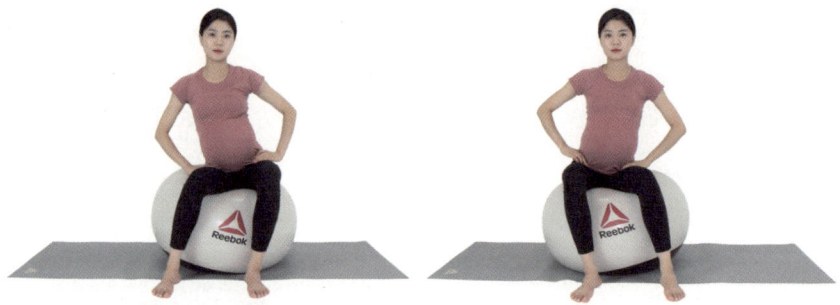

마시면서 : 척추의 바른 정렬을 유지하여 앉는다.
내쉬면서 : 골반을 좌우로 번갈아 가며 측굴한다.

윙 스트로크 Wing stroke

운동목적 견관절 강화 운동

Tip 무게중심이 좌골에 위치하도록 앉는다. 척추의 바른 정렬을 유지하며 실시한다.

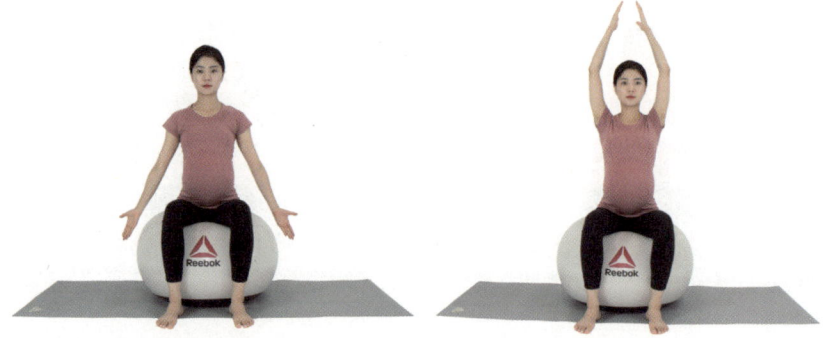

마시면서 : 척추의 바른 정렬을 유지하여 앉는다.
내쉬면서 : 양팔을 벌려 머리 위에서 모아준다.

힙 무브먼트 Hip movement

운동목적 Anterior tilt / Posterior tilt 인지

Tip 무게중심이 좌골 에 위치하게 앉는다. 미끄러지지 않도록 주의한다.

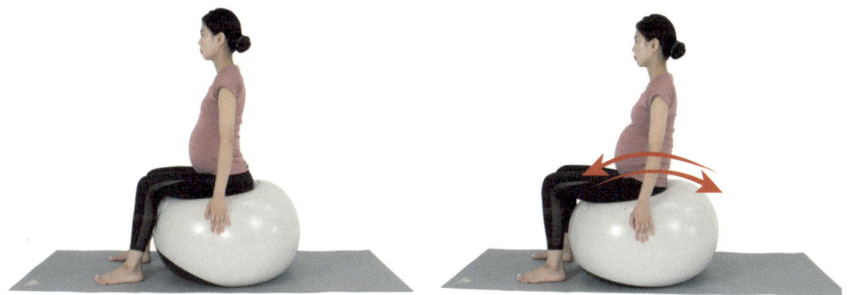

마시면서 : 명치와 치골이 가까워지고 스파인이 늘어난다는 느낌으로 골반을 기울여 후방경사로 만든다.
내쉬면서 : 골반을 앞쪽으로 기울여 오리궁둥이를 만든다는 느낌으로 기립근을 수축하여 골반을 전방경사 만든다.

힙 무브먼트 Hip movement

운동목적 Anterior tilt / Posterior tilt 인지

Tip 무게중심이 좌골에 위치하게 앉는다. 미끄러지지 않도록 주의한다.

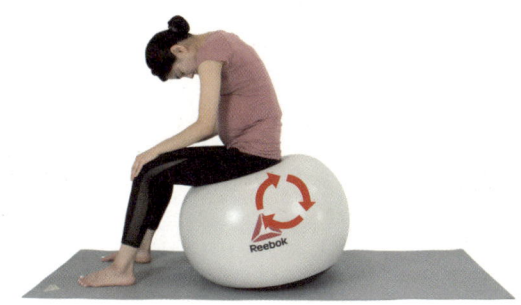

마시면서 : 척추의 바른 정렬을 유지하며 앉은 상태에서 상체를 숙여 고관절 굴곡한다.
내쉬면서 : 복부의 수축과 함께 골반을 후방경사 만든다.

상체 굴곡근 스트레치 Trunk flexor stretch

운동목적 복근, 흉근 스트레치

Tip 척추정렬을 유지한다.
복압이 과하게 높아지지 않도록 주의한다.

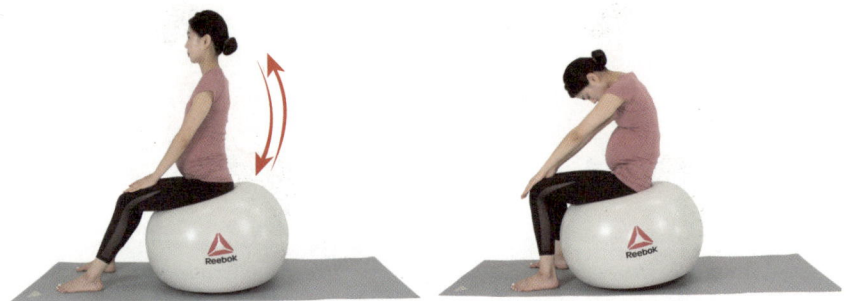

마시면서 : 경추부터 치골까지 신전하여 스트레치 한다.
내쉬면서 : 척추를 길게 늘려주듯이 후만을 만든다.

사이드 플렉션 Side flexion

운동목적 요방형근 스트레치

Tip 무게중심이 좌골 에 위치하게 앉는다. 미끄러지지 않게 주의한다.

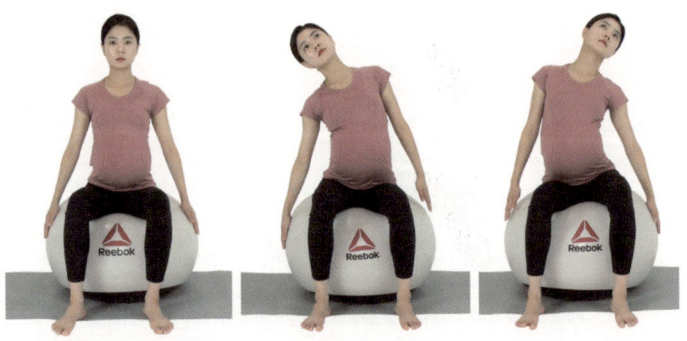

마시면서 : 척추의 바른 정렬을 유지하여 앉는다.
내쉬면서 : 골반과 늑골이 멀어지도록 상체를 측굴한다.
응용동작 : 목을 시계방향, 반시계방향으로 돌려준다.

사이드 플렉션 Side flexion

운동목적 요방형근 스트레치

Tip 무게중심이 좌골에 위치하게 앉는다. 미끄러지지 않게 주의한다.

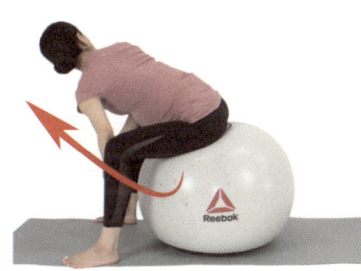
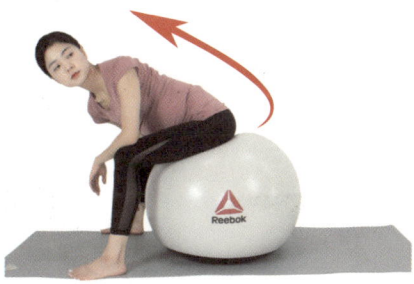

마시면서 : 양다리를 벌리고 고관절 굴곡하여 앉는다.
내쉬면서 : 골반과 늑골이 멀어지도록 상체를 측굴한다.

스파이더 스트레치 Spider stretch

운동목적 내전근, 햄스트링 스트레치

Tip 미끄러지지 않게 주의한다.

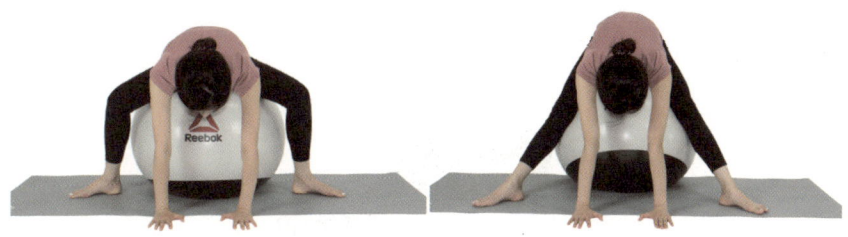

마시면서 : 다리를 넓게 벌리고 상체를 숙여 손으로 지면을 지지한다.
내쉬면서 : 무릎을 펴주며 햄스트링을 스트레치 한다.

롤업 & 롤백 Roll up & Roll back

운동목적 척추 스트레치

Tip 무릎을 벌려주고 뒤꿈치를 모아준다.
복압이 과하게 높아지지 않도록 주의한다.

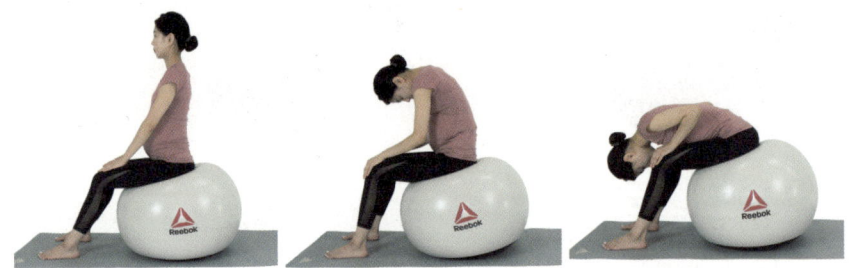

마시면서 : 척추의 바른 정렬을 유지하여 앉는다.
내쉬면서 : 경추부터 마디마디 분절하며 상체를 숙여준다.

장요근 스트레치 Iliopsoas stretch

운동목적 장요근, 대퇴직근 스트레치

Tip 무게중심이 좌골에 위치하게 앉는다. 골반을 후방경사 하며 실시한다.

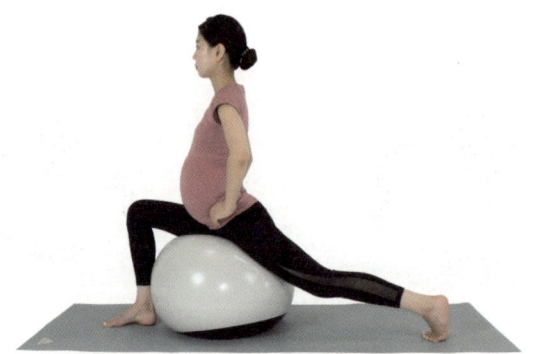

마시면서 : 짐볼에 앉은 상태에서 한 다리를 뒤로 보내 런지 스탠스를 취한다.
내쉬면서 : 골반을 아래방향으로 눌러주며 스트레치한다.

스쿼트 롤업 Squat roll up

운동목적 스파인 스트레치

Tip 요추가 후만되지 않도록 척추의 바른 정렬을 유지하여 엎드린다.
복압이 과하게 높아지지 않도록 주의한다.

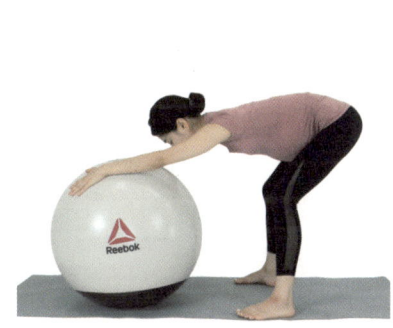 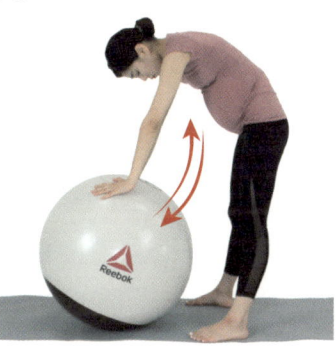

마시면서 : 짐볼위에 양 팔을 얹고 고관절을 굴곡 한다.
내쉬면서 : 일어서며 등이 길어지듯이 늘린다.

스쿼트 로테이션 Squat rotation

운동목적 스파인 스트레치

Tip 요추가 후만되지 않도록 척추의 바른 정렬을 유지하여 엎드린다.

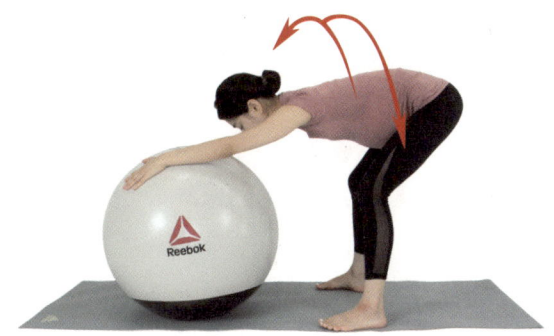

마시면서 : 짐볼위에 양 팔을 얹고 고관절을 굴곡 한다.
내쉬면서 : 양팔은 유지하며 체간을 좌우로 회전 한다.

탑 체어 백워드 스트레치 Top Chair Backward stretch

운동목적 스파인 스트레치

Tip 무게중심이 좌골에 위치하도록 앉는다. 체간의 정렬을 유지하며 상승모근이 쓰이지 않도록 실시한다.

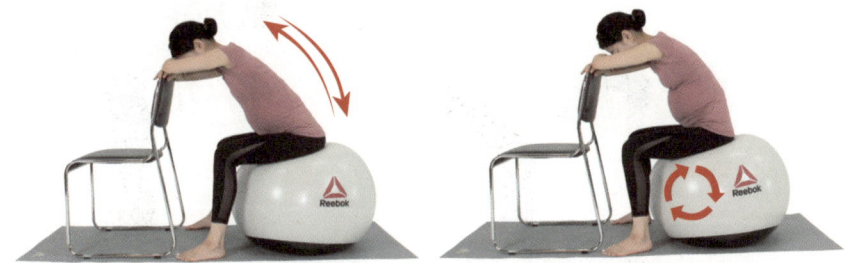

마시면서 : 짐볼에 앉아 의자에 양팔과 이마를 기댄다.
내쉬면서 : 골반을 후방경사하며 스파인 길게 늘려주듯이 굴곡한다.

로워 체어 백워드 스트레치 Lower Chair Backward stretch

운동목적 둔근 스트레치

Tip 무게중심이 좌골에 위치하도록 앉는다. 체간의 정렬을 유지하며 상승모근이 쓰이지 않도록 실시한다.

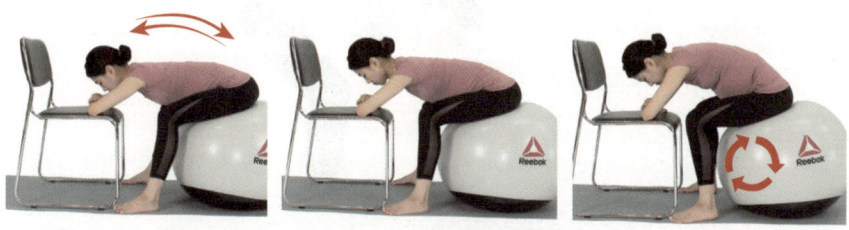

마시면서 : 짐볼에 앉아 의자에 양팔을 포개어 기댄다.
내쉬면서 : 엉덩이를 뒤쪽으로 보내며 둔근과 요추를 길게 늘리듯이 스트레치 한다.

라운드 백 암 Round back arm

운동목적 스파인 스트레치

Tip 무게중심이 좌골에 위치하게 앉는다.
반대편 골반이 뜨지 않도록 지그시 누른다.

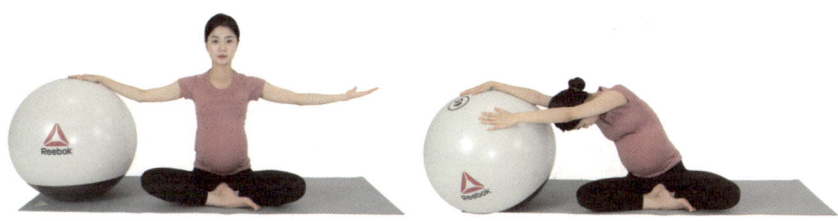

마시면서 : 가슴을 활짝 펴며 양 팔을 벌린다.
내쉬면서 : 짐볼을 대각선 앞으로 굴리며 반대 손으로 민다.
　　　　　이때 상체는 짐볼을 따라 대각선 방향으로 전굴 한다.

사이드 롤링 Side rolling

운동목적 광배근 스트레치

Tip 무게중심이 좌골에 위치하게 앉는다.
골반이 뜨지 않도록 지그시 누른다.

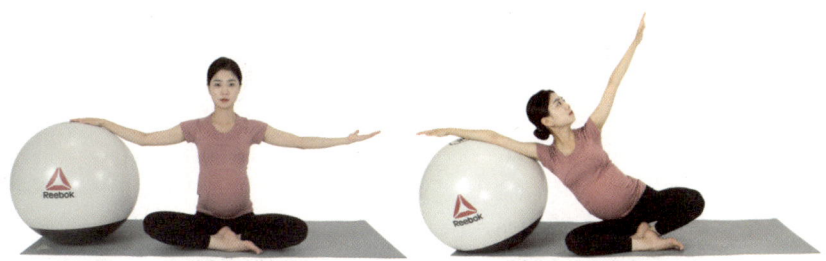

마시면서 : 한 손은 짐볼에 얹고 한 손은 옆으로 뻗는다.
내쉬면서 : 짐볼에 얹은 손은 밀어주며 반대손으로 짐볼에 손을 얹어 지지한다. 이때 짐볼에 지지한
　　　　　쪽 체간을 아래 방향으로 눌러 광배근을 스트레치 한다.

포워드 스트레칭 Forward stretching

운동목적 흉추, 광배근 스트레치

Tip 무게중심이 좌골에 위치하게 앉는다. 반대편 골반이 뜨지 않도록 지그시 누른다.

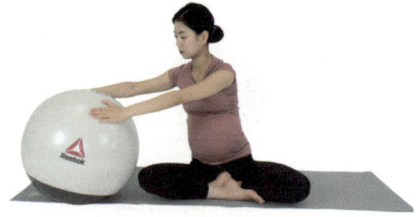 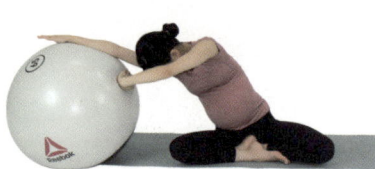

마시면서 : 체간의 옆에 짐볼을 두고 상체를 회전한 뒤 양손을 가볍게 얹는다.
내쉬면서 : 짐볼을 대각선 앞으로 굴리며 반대 손으로 민다.
　　　　　이때 상체는 짐볼을 따라 대각선 방향으로 전굴한다.

짐볼 사이드 벤딩 Side bending

운동목적 요방형근, 광배근 스트레치

Tip 반대편 골반이 뜨지 않도록 지긋이 눌러준다.
무게중심이 좌골에 위치하게 앉는다.

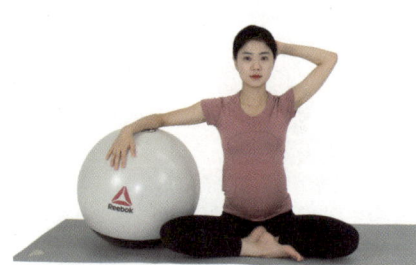 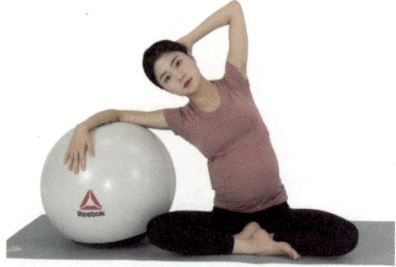

마시면서 : 척추의 바른정렬을 유지하며 앉고 한 손은 머리 뒤에 위치한다.
내쉬면서 : 머리 뒤에 위치한 손을 머리와 함께 반대로 넘긴다. 늑골과 골반이 멀어지도록 늘린다.

롤업 & 롤백 리프트 Roll up & Roll back

운동목적 척추 스트레치(분절 인지)

Tip 짐볼을 껴안듯이 허그자세를 취한다.
척추 마디마디 하나씩 분절하며 실시한다.

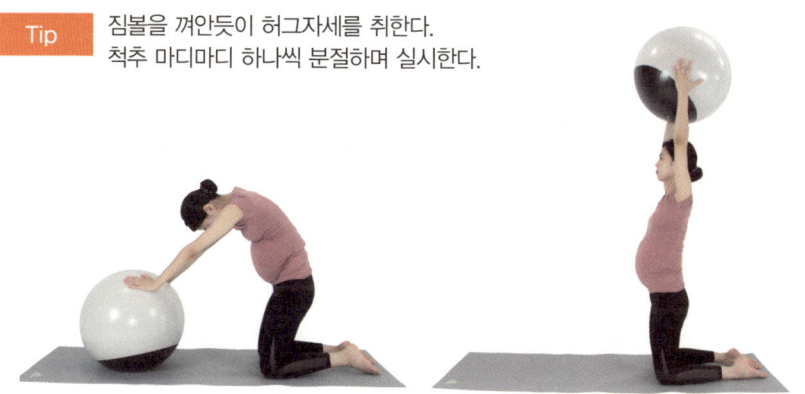

마시면서 : 양손을 짐볼위에 얹고 엎드린다.
내쉬면서 : 요추부터 마디마디 신전하며 상체를 바로 세운다. 이때 짐볼은 머리위까지 든다.

힙 어덕션 Hip adduction

운동목적 내전근 강화 운동

Tip 무게중심이 좌골에 위치하게 앉는다.
양손을 얹어 아래로 눌러주며 실시해도 좋다.

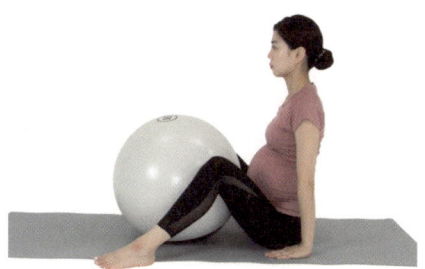 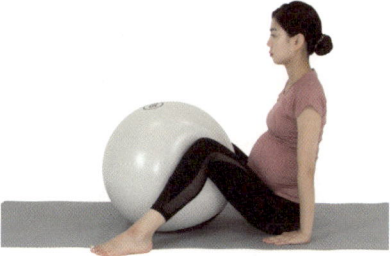

마시면서 : 양다리 사이에 짐볼을 끼고 앉는다.
내쉬면서 : 무릎을 서로 모아주며 짐볼을 조인다.

짐볼 리프트 Lift

운동목적 전면삼각근, 대흉근 강화 운동

Tip 무게중심이 좌골에 위치하게 앉는다.

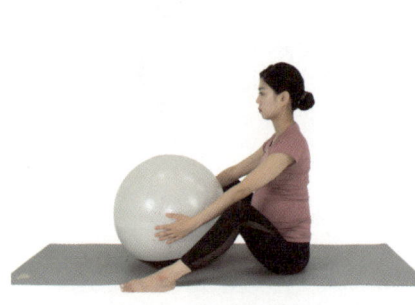
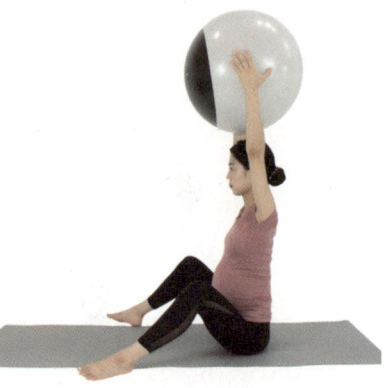

마시면서 : 척추의 바른 정렬을 유지하고 앉는다.
내쉬면서 : 양 팔을 앞으로 들어올리며 짐볼을 머리 위까지 들어올린다.

짐볼 프레스 Press

운동목적 전면삼각근 강화 운동

Tip 무게중심이 좌골에 위치하게 앉는다.

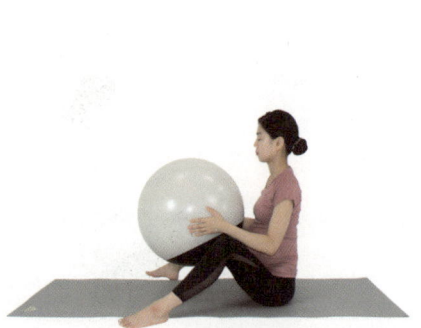
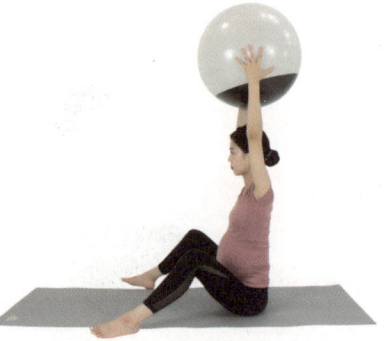

마시면서 : 척추의 바른 정렬을 유지하고 앉는다.
내쉬면서 : 양 팔을 구부렸다가 머리위로 민다.

짐볼 트위스트 프레스 Twist press

| 운동목적 | 전면삼각근 강화 운동 |
| Tip | 척추정렬을 유지한다. |

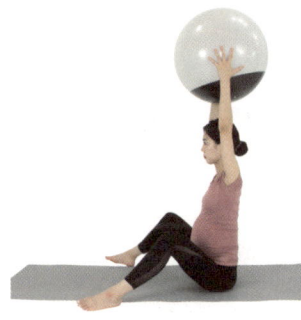 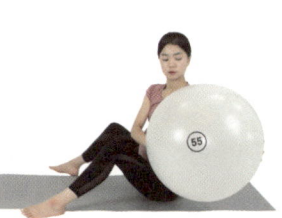 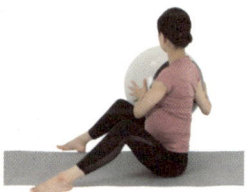

마시면서 : 좌골에 위치하게 앉고 짐볼을 머리위로 들어올린다.
내쉬면서 : 짐볼을 몸통의 옆쪽에 위치하도록 체간을 회전한다.

짐볼 서클 Circle

| 운동목적 | 상체 스트레치 |
| Tip | 짐볼을 껴안듯이 허그자세를 취한다.
체간의 정렬을 유지하며 상승모근이 쓰이지 않도록 실시한다. |

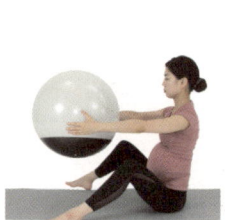 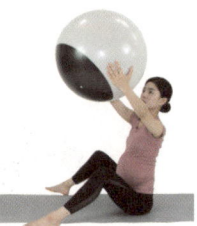 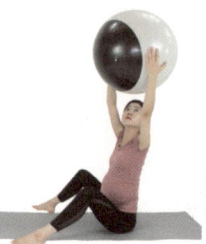 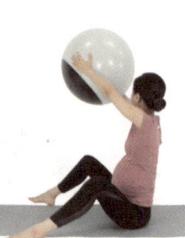

마시면서 : 짐볼을 허그자세로 잡아준다.
내쉬면서 : 양팔을 체간 중심으로 크게 원을 그리며 돌린다.

트라이셉스 익스텐션 Triceps brachii extension

운동목적 상완 삼두근 강화 운동

Tip 척추정렬을 유지한다.
무게중심이 좌골에 위치하게 앉는다.

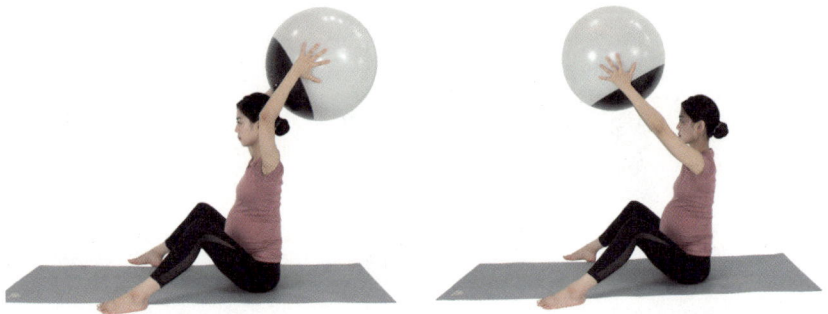

마시면서 : 앉은 상태에서 짐볼을 머리 뒤쪽으로 넘겨서 든다.
내쉬면서 : 정면을 향해 짐볼을 머리앞으로 넘겨 양팔을 편다.

스캐풀라 무브먼트 Scapula movement

운동목적 Elevation, Depression 인지

Tip 미끄러지지 않도록 주의한다.
라운드숄더가 되지 않도록 견갑의 안정화를 만든다.

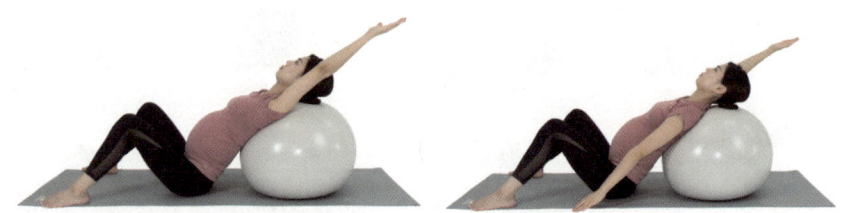

마시면서 : 척추의 바른 정렬을 유지한 상태에서 짐볼에 기댄다.
내쉬면서 : 한손은 머리 위 한손을 골반옆으로 뻗어주고 번갈아가며 위치를 바꾼다.

윙 스트로크 Wing stroke

운동목적 견관절 강화 운동

Tip 척추정렬을 유지한다. 미끄러지지 않도록 주의한다.

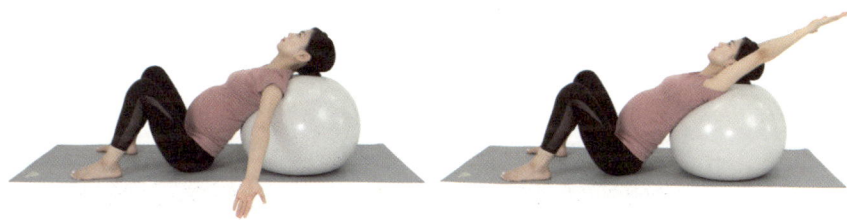

마시면서 : 척추의 바른 정렬을 유지한 상태에서 짐볼에 기댄다.
내쉬면서 : 양손을 날갯짓 하듯이 머리 위로 들어준다.

힙 무브먼트 Hip movement

운동목적 고관절 활성화

Tip 무게중심은 좌골에 위치하도록 앉고 실시한다.
정수리는 하늘을 향하도록 축성신장하며 실시한다.

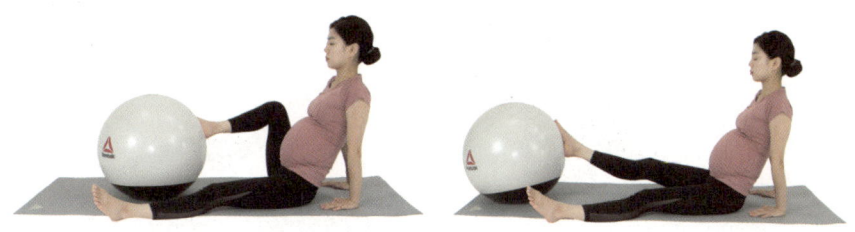

마시면서 : 짐볼위에 발을 얹고 저측굴곡 한다.
내쉬면서 : 무릎을 바깥쪽으로 구부려 짐볼을 당겨온다.

힙 무브먼트 Hip movement

운동목적 Abducktion, Adduction 인지

Tip 무게중심은 좌골에 위치하도록 앉고 실시한다.
정수리는 하늘을 향하도록 축성신장하며 실시한다.

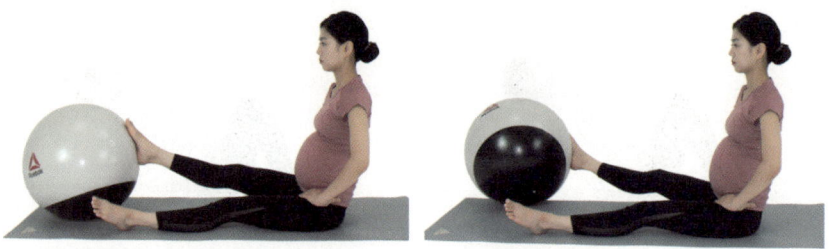

마시면서 : 척추의 바른정렬을 유지하고 앉아 짐볼위에 가볍게 발을 얹는다.
내쉬면서 : 짐볼을 굴리면서 고관절 외전한다.

시팅 프로그 스위밍 Prog swimming

운동목적 고관절 활성화

Tip 척추의 바른정렬을 유지한다.
체간의 정렬을 유지하며 상승모근이 쓰이지 않도록 실시한다.

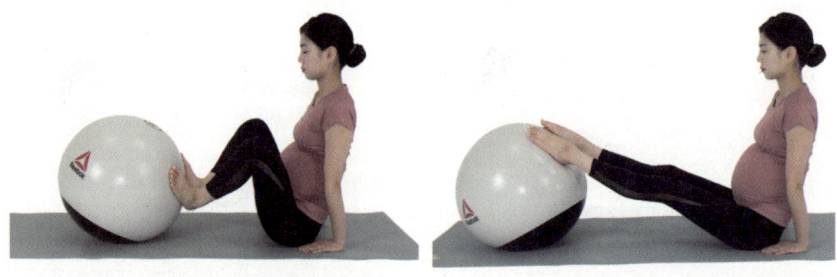

마시면서 : 고관절 굴곡하여 양발을 짐볼 위에 얹는다.
내쉬면서 : 양발로 짐볼을 멀리 보내며 뻗는다.

힙 익스텐션 + 푸시업 Hip extension + Push up

운동목적 둔근 강화 운동

Tip 요추가 과신전 되지 않도록 척추정렬을 유지한다.
무릎과 골반을 수직에 위치한 뒤 실시한다.

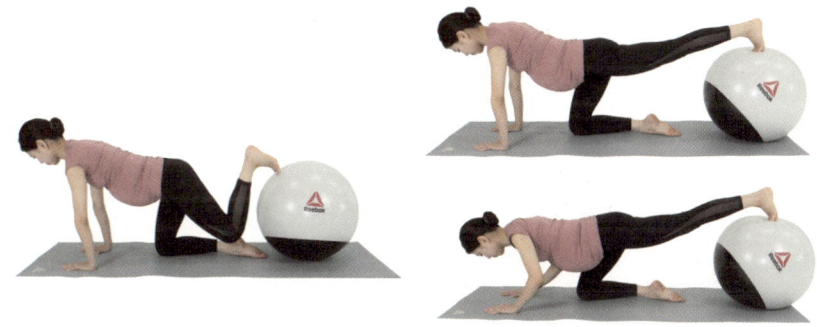

마시면서 : 척추의 바른 정렬을 유지하고 한발은 짐볼 위에 얹는다.
내쉬면서 : 짐볼과 함께 발끝을 멀리보내 고관절 신전한다.
응용동작: 아래를 지지하고 있는 다리의 발을 들고 실시한다. 아래로 내려갈때 푸시업을 실시한다.

사이드 킥 Side kick

운동목적 고관절 강화 운동

Tip 요추가 과신전 되지 않도록 척추정렬을 유지한다.
무릎과 골반을 수직에 위치한 뒤 실시한다.

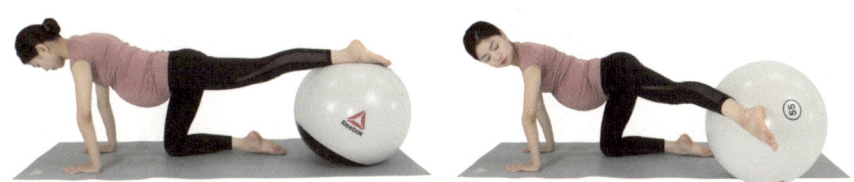

마시면서 : 발을 저측굴곡하여 짐볼 위에 발등을 얹는다.
내쉬면서 : 짐볼을 굴리며 발끝을 사이드로 뻗어준다. 이때 시선은 발끝을 바라본다.

짐볼 스쿼트 Squat

운동목적 고관절 강화 운동

Tip 요추의 후만이 일어나지 않도록 주의힌다.
양발바닥으로 지면을 밀어주듯이 실시한다.

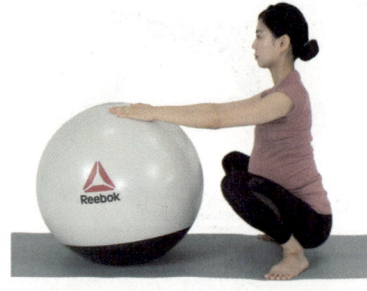
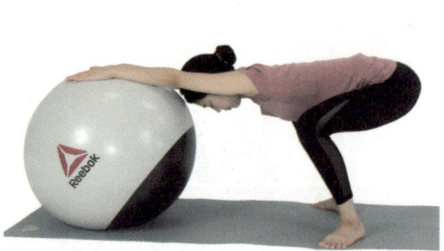

마시면서 : 짐볼에 양손을 얹고 풀 스쿼트 자세를 취한다.
내쉬면서 : 양팔은 유지한채 엉덩이를 들어주며 일어선다.

숏 스쿼트 Shot squat

운동목적 힙 스트레치

Tip 고관절에 무리가 가지 않도록 주의한다.
복압이 과하게 높아지지 않도록 주의한다.

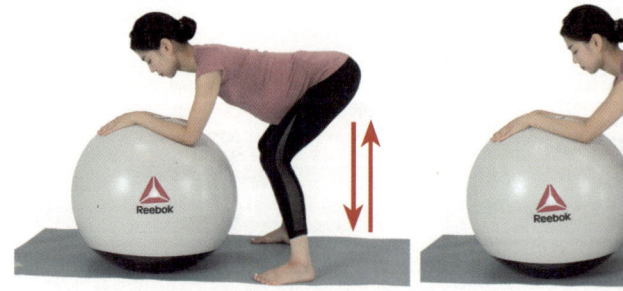

마시면서 : 양팔을 짐볼에 얹고 상체를 숙여 고관절 굴곡한다.
내쉬면서 : 엉덩이를 아래방향으로 내리면서 고관절 깊게 굴곡한다.

스쿼트 롤링 squat rolling

운동목적 고관절 강화 운동

Tip 요추의 후만이 일어나지 않도록 주의힌다.
양발바닥으로 지면을 밀어주듯이 실시한다.

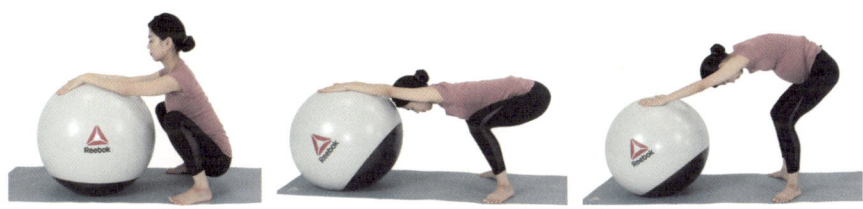

마시면서 : 풀 스쿼트 자세에서 짐볼에 양손을 얹는다.
내쉬면서 : 엉덩이를 들어올리며 양손을 멀리 보내 상체를 굴곡한다. 이때 요추부터 마디마디 하나씩 신전하여 일어선다.

스탑 스쿼트 3 Level Stop squat

운동목적 고관절 자세별 움직임 인지

Tip 짐볼 위에 양손을 가볍게 얹는다.
체간의 정렬을 유지하며 상승모근이 쓰이지 않도록 실시한다.

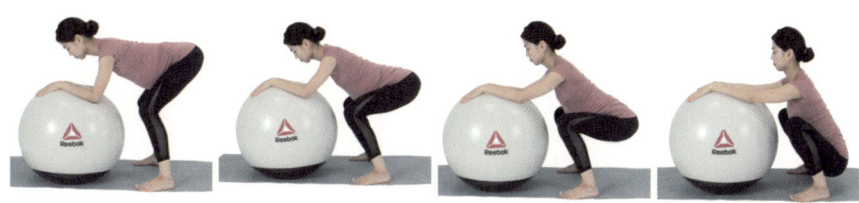

마시면서 : 양팔을 짐볼에 얹고 상체를 숙여 고관절 굴곡한다.
내쉬면서 : 엉덩이를 아래 방향으로 내리고 각도 별로 10초간 자세를 유지한다.

임산부 및 필라테스 강사를 위한
짐볼 필라테스
교과서 Gym Ball PILATES

부 록

· 추천도서 안내
· 교육안내
· 협력업체

추천도서 안내

전문가 완성을 위한 필독서

추천 참고 서적

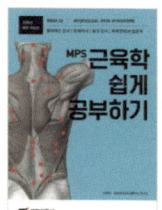 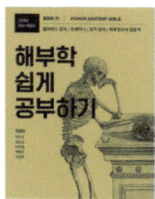 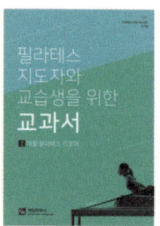 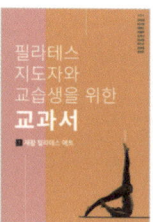 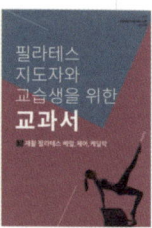

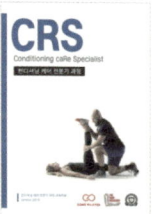 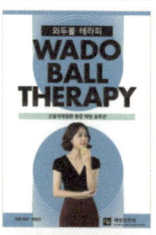 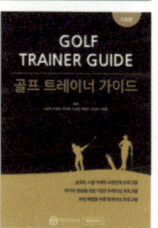 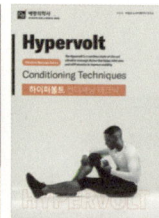 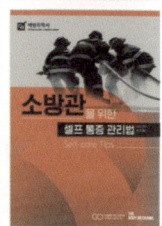

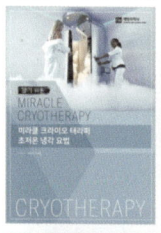 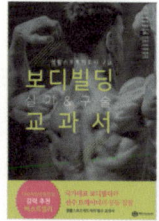 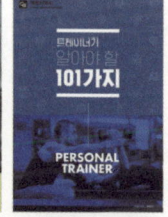 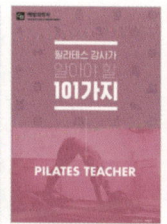 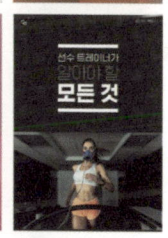

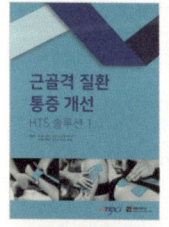 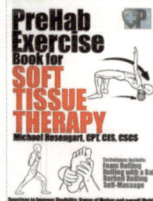 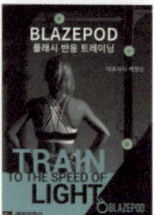 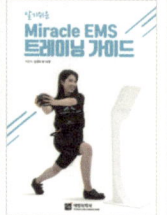 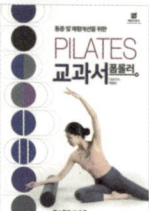

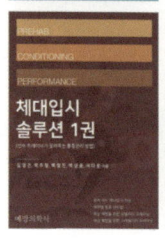 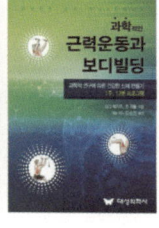 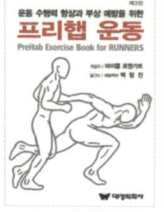 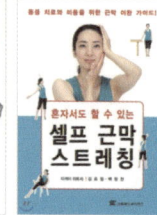

임산부 및 필라테스 강사를 위한

짐볼 필라테스
교과서
Gym Ball PILATES

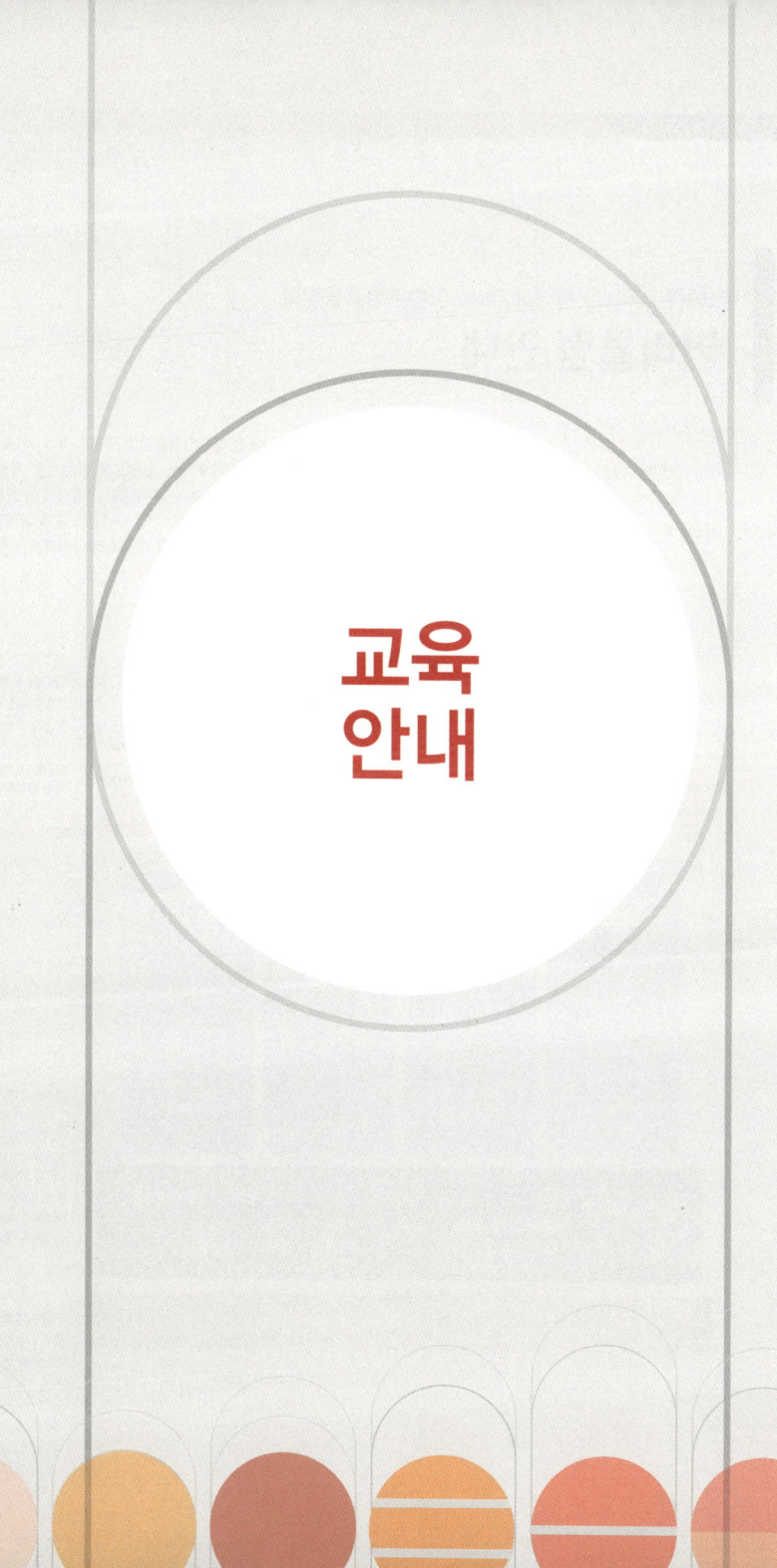

교육 안내

코어필라테스 / 바디메카닉 / 대한예방운동협회
커리큘럼 안내 Curriculum Structure

 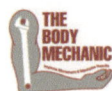

본 협회의 커리큘럼의 구조는 크게 5단계로 되어있습니다. 입문, 기초단계, 실전단계, 심화과정, 육성과정의 코스로 교육생의 수준 및 다양한 환경에 맞게 선택적으로 교육과정을 이수할 수 있습니다. 수년간의 교육 과정을 통해 완성된 본 협회의 커리큘럼을 직접 경험해보시길 바랍니다.

육성과정
바디메카닉 전문가 육성과정

5단계 : 통합 육성과정
모든 커리큘럼을 단계별로 학습할 수 있는 7개월 과정입니다.

심화과정 CRS, 자세교정 웨이트, HTS, 프리햅 운동법

4단계 : 심화과정
기능 해부학을 바탕으로한 평가 기반의 동작분석 솔루션을 배우는 단계입니다.

소도구 강좌
폼롤러 테라피
와두볼 테라피
소도구 테라피
하이퍼볼트 테라피
실전 테크닉

케이스별 강좌
핵심 요통 케이스
발 교정 테이핑
어깨불균형 케이스
거북목분석&시퀀스
골반 분석&시퀀스
실전 테크닉

테크닉 개발
HTS 힐링테이핑
FST 근막스트레칭
FMT 움직임 평가
실전 테크닉

케이스별 강좌2
골프 필라테스
근막경선 필라테스
필라테스 동작분석
둔근 시퀀스
실전 테크닉

3단계 : 실전 테크닉
현장에서 즉시 적용 가능한 테크닉을 배우는 단계입니다.

기초 다지기
필라테스 지도자과정 / 자세평가 동작분석 / 생기초 해부학 / 첫걸음 해부학
초보강사를 위한 스타터 시퀀스(기구별) / 해부학 프리햅 노트 /
해부학 쉽게 공부하기 저자특강 / 근육학 쉽게 공부하기 저자 특강

2단계 : 기초 다지기
초보 필라테스 강사에게 필요한 핵심적인 해부학 지식을 전달하는 과정입니다.

입문 트레이너의 방향성

1단계 : 입문
처음 시작하는 강사들이 필라테스의 이해도를 높일 수 있는 과정입니다.

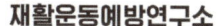

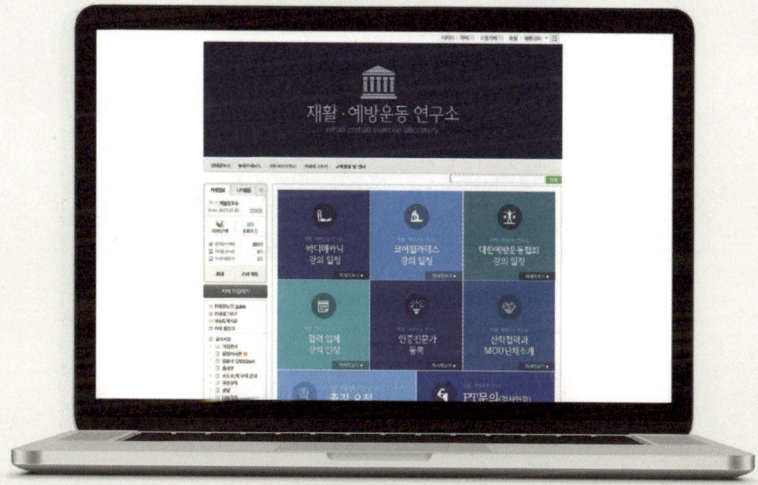

www.cafe.naver.com/prehablab

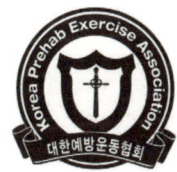

재활·운동예방연구소 소개

재활예방운동연구소는 국내 및 해외의 건강 관련 컨텐츠를 모아 통계, 분석하는 연구기관입니다.

더불어 국내외로 활발한 교육활동을 하는 교육기관이며, 건강 관련 분야의 종사자들에게 최신 연구자료들로 엄선된 컨텐츠를 제공하고 있습니다.

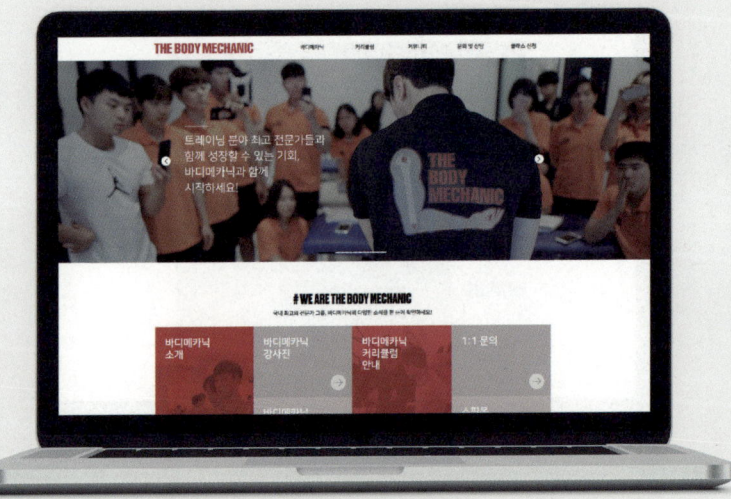

www.bodymechanic.co.kr

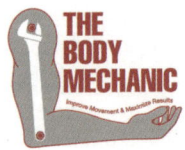

바디메카닉 소개

바디메카닉은 단순한 트레이닝을 교육하는 곳이 아닌 재활, 컨디셔닝, 체형에 최적화된 트레이닝을 지도하는 차별화된 교육기관입니다.

국내 최고의 트레이닝 전문가인 바디메카닉은 국가대표, 실업팀 선수 트레이닝뿐만 아니라 LG, 현대, 삼성 등 대기업을 대상으로 웰니스 강연을 매년 진행 중입니다.

오랜 시간 쌓아온 경험들을 토대로 체계적이고 과학적인 트레이닝 시스템을 구축하여 교육하고 있습니다.

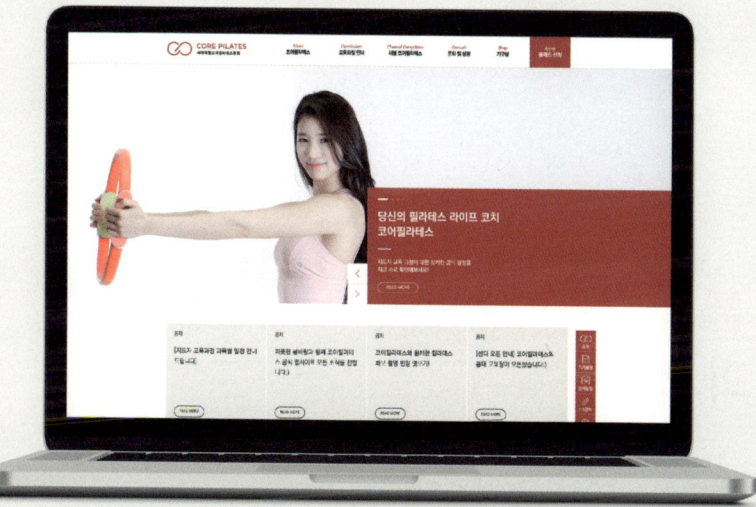

www.corepilates.kr

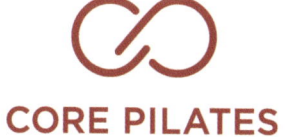

코어필라테스 소개

코어필라테스는 단순한 기구 사용법 교육이 아닌 운동, 재활, 체형에 대한 탄탄한 이론적 지식을 바탕으로 현장에서의 탁월한 지도능력을 갖춘 전문 강사를 양성하고 있습니다.

오랜 시간 현업에서 느낀 아쉬움을 보완하여 보다 체계적인 러닝 시스템(Learning System)을 구축하였습니다.

임산부 및 필라테스 강사를 위한

짐볼 필라테스
교과서
Gym Ball PILATES

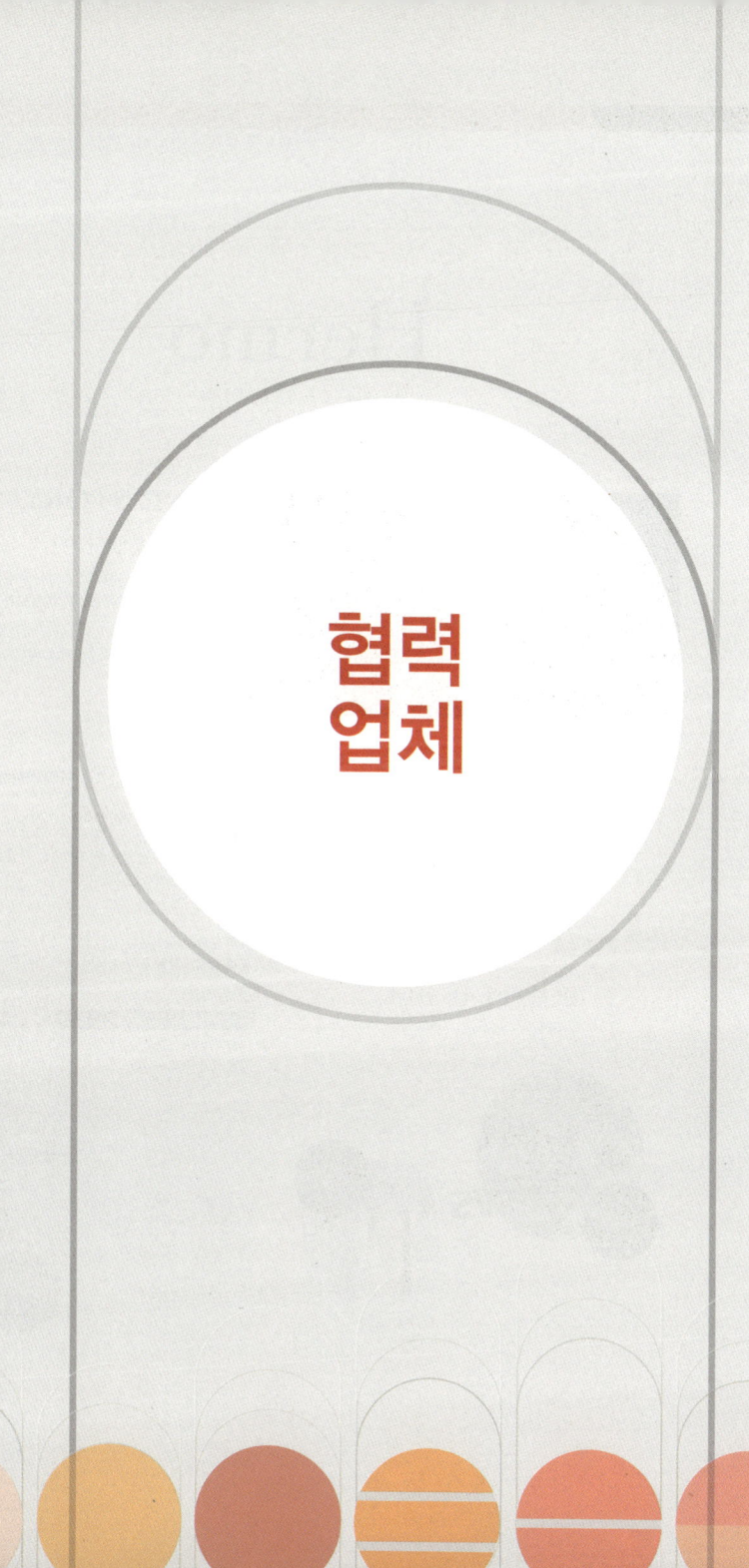

협력업체

Hermo
BEAUTY & ESTHETIC

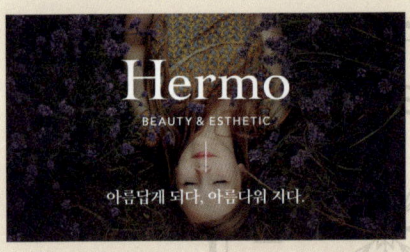

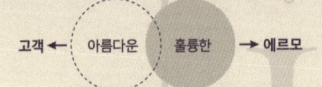

Hermo (Hermosa)는 스페인어로
'아름다운, 훌륭한' 의 의미를 지니고 있습니다.

"크라이오 테라피는
단, 3분이면 가능합니다."

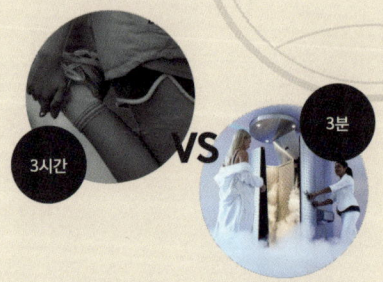

BRAND STORY »»

에르모, 시작부터 다르다.

예방운동 / 의학 / 뷰티매니저 / 헬스케어 전문가가 모여
전문적인 뷰티&에스테틱 브랜드 에르모가 탄생했습니다.
하나부터 열까지 전문가가 직접 만든 에르모만의
프로그램은 건강과 아름다움을 책임집니다.

Hermo Spirit »»

에르모는
당신의 건강과 아름다움을 위해 태어났습니다

에르모는 근본적인 건강과 아름다움을
최고의 가치로 여깁니다. 체계적인 관리 프로그램과
온전한 휴식 시간을 확보해 고객님의 건강과
아름다움을 지켜나가겠습니다.

몸의 온도가 극저온이 되면 몸은 스스로 열을 내기 위해
몸속 갈색지방을 통해 축적된 백색 지방을 연소시킵니다.
이 과정에서
단 3분만에 무료 800kcal 소모 가 가능합니다.
이는 런닝머신을 3시간동안 타야만 소모되는
칼로리와 맞먹습니다.

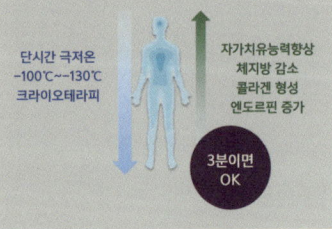

단시간 극저온
-100℃ ~ -130℃
크라이오테라피

자가치유능력향상
체지방 감소
콜라겐 형성
엔도르핀 증가

3분이면 OK

" 크라이오 테라피는 "
효과가 입증된 치료요법 입니다.

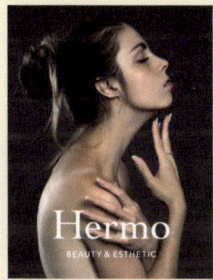

1. 크라이오테라피의 어원은 그리스어로 cryo[차가움] + teraphy[치료] 입니다.
크라이오테라피는 이미 1970년대 말부터 러시아, 일본 등에서
그 효과가 입증된 치료 요법 중 하나입니다.

2. 기체 질소를 이용해 온도를 -100C ~ -130C까지 떨어뜨려
신체의 온도를 단시간 극저온으로 낮추어 **신체의 자가치유능력을 향상시켜
치료와 건강개선에 도움**을 줍니다.

3. 이미 1970년대말부터 일본, 러시아, 미국, 영국, 프랑스 등에서
연구되어온 치료 요법으로 현재 해외에서는
건강은 물론 미용을 위한 요법 목적으로 널리 활용되고 있습니다.

다이어트만? NO! 크라이오테라피
3분의 기적을 체험하세요!

콜라겐 형성 + 피부 진정 효과
푸석한 피부, 아토피, 건선
크라이오 테라피는 피부의 콜라겐 형성에 도움을 주어 탄력있는
피부를 만들고 건선과 아토피 증상 완화에 도움을 줍니다.

엔도르핀 촉진 + 피로회복
스트레스, 불면증, 피로, 무기력증
단시간 극 저온으로 진행되는 냉각요법은 신경계를 자극해
체내 엔도르핀을 활성화시켜 염증과 통증 완화와 더불어
일상에서 축적된 피로에 대한 회복감을 느끼는데 도움을 줍니다.

자가 치유 능력 + 운동 능력 향상
뻐근한 근육, 관절통증
극저온 냉각 요법은 몸의 혈액 순환의 속도를 획기적으로 높여
체내에 축적된 피로물질 배출에 도움을 주고 이를 통한 체력 회복과
운동 수행 능력 향상에 효과적 입니다.

"" Q&A
크라이오, 이것이 궁금하다

정말 다이어트에 효과가 있나요?
신체 온도가 급격히 내려가면 몸은 스스로 열을 내기 위해 체내의 지방을
태우게 됩니다. (갈색지방이 백색지방을 연소시키는 작용) 이 과정에서
체지방 감소와 신경, 피부세포, 근육, 골격계의 자가 치유 능력이 향상됩니다.

다이어트에만 효과가 있나요?
다이어트와 셀룰라이트 개선 효과는 물론 콜라겐 형성에 도움을 주어 피부
진정에 효과가 있습니다. 통증 개선과 엔돌핀 분비를 촉진해 우울감과
무기력감 해소, 불면증에도 효과가 있어 운동선수는 물론 컨디션 관리가
중요한 분들이 애용하고 있습니다.

어느 정도 받아야 효과가 있나요?
개인의 몸 상태에 따라 다르지만 대체로 최소 8주 동안 정기적으로 20회 이상
받았을 경우 확실한 변화를 느낄 수 있습니다. 기초 대사량을 높이고 싶으시
다면(백색지방이 갈색지방화 되는과정) 3개월 동안 꾸준히 크라이오테라피를
관리 받으시는걸 추천드립니다.

감기에 걸리지 않을까요?
걱정하지 않으셔도 됩니다. 극저온에 일시적으로 체온이 내려갈 뿐 시술 후
에는 금방 체온을 회복합니다.

www.hermobeauty.com

플린스튜디오
필라테스 감성 바디프로필 전문 스튜디오

Beyong the Perfection
완벽함을 넘어서는 아름다움을 찾는 곳

Studio
FLYN

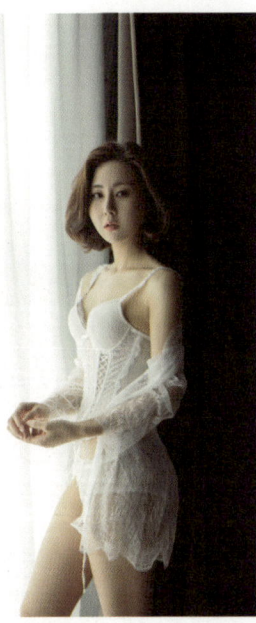
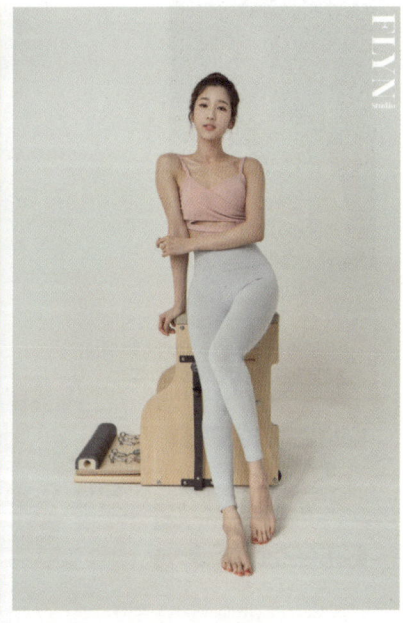

플린스튜디오는 Color horizon과 Special Concept, Pilates Concept 3가지 라인으로 구성된 **바디프로필 전문스튜디오** 입니다.

모델의 **'아이덴티티'**에 맞게 배경, 의상, 시선, 표정, 포징, 조명을 개별적으로 구성하고 완벽하게 조율하는 촬영스타일을 추구합니다.
플린 스튜디오와 함께 바디프로필 전문가가 구현하는 고감도의 이미지와 **새로운 이미지**의 **'나'**를 만나보세요.

플린스튜디오
필라테스 감성 바디프로필 전문 스튜디오

Beyond the Perfection
완벽함을 넘어서는 아름다움을 찾는 곳

Studio FLYN

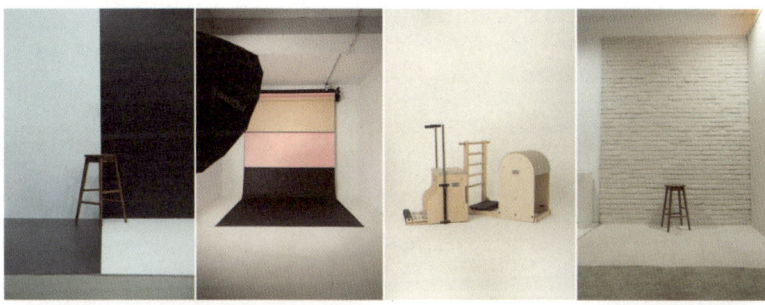

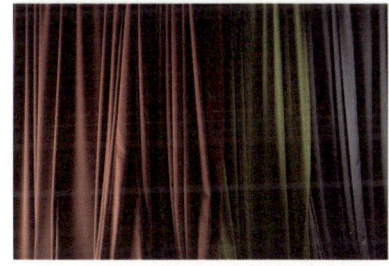

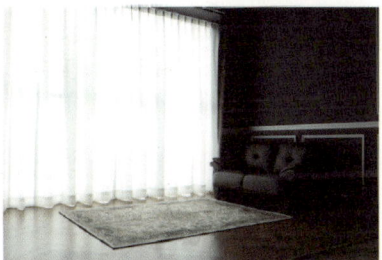

3개의 핵심 컨셉과 8개의 세부 컨셉으로 구성되어,
모델에게 적합한 다양한 연출과 컨셉 초이스가 가능합니다.

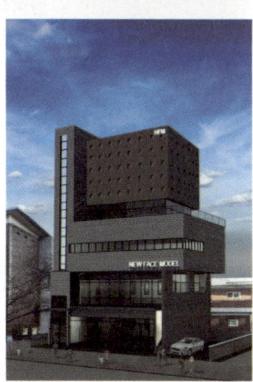

찾아오시는 길 >

서울 마포구 서교동 451-38, 지하2층

카카오 플러스 >   **인스타그램 >**

 flyn_studio   flyn_studio

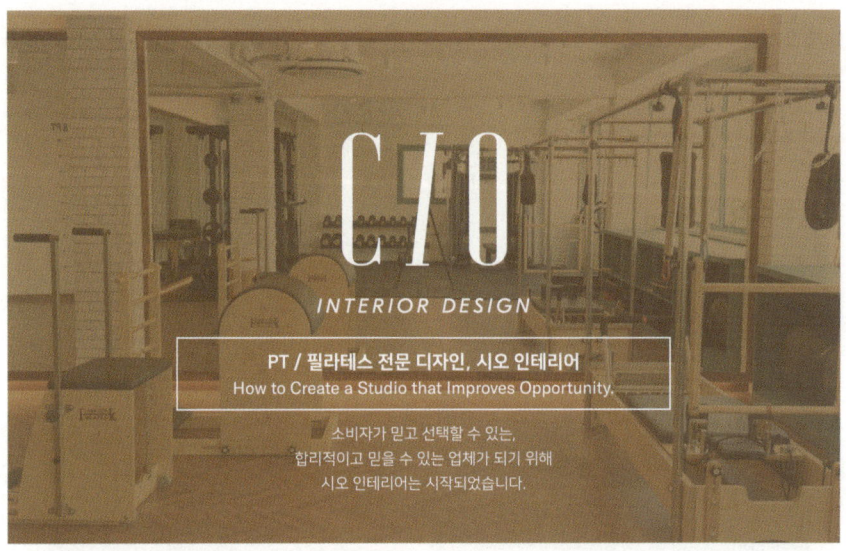

C/O
INTERIOR DESIGN

PT / 필라테스 전문 디자인, 시오 인테리어
How to Create a Studio that Improves Opportunity.

소비자가 믿고 선택할 수 있는,
합리적이고 믿을 수 있는 업체가 되기 위해
시오 인테리어는 시작되었습니다.

Our Story

**01. 센터 전문 디자인,
시작은 컨설팅부터.**

시오의 프로젝트는 '임대계약 전 단계'부터 시작됩니다. 상권의 특성과 접근성을 고려하고, 임대공간의 컨디션을 체크하고, 인테리어 파트에서의 제한점과 중점사항을 끊임없이 고객과 나누며, 최상의 공간을 임대하실 수 있도록 보조합니다.

**02. 필라테스, 피트니스
전문가의
합리적인 공간 설정.**

시오는 피트니스&필라테스 전문 회사입니다. 평수와 운영시스템, 동선, 근무하시는 선생님 수에 따라 유산소/샤워실/기구공간/휴식공간/상담 공간을 배치하고 분배합니다. 인테리어 전문가가 아닌, 피트니스&필라테스 전문가로써의 시선은 시오인테리어만의 장점입니다.

**03. 정직하고 투명한
견적서.**

시오의 견적서는 투명하고 정확합니다. 터무니 없이 저렴한 견적서와 공사 내용의 정확하게 보이지 않는, 혹은 비전문가가 보기에 너무 어려운 견적서가 아닌, 사업주가 한눈에 확인하고 점검할 수 있는 견적서를 제공합니다.

**04. 오픈 센터에
필요한 부분을
한 번에!**

시오는 다양한 비즈니스 파트너를 통해, 센터 오픈에 필요한 다양한 사업 네트워크를 확보하고 있습니다. 전단지와 웹사이트 현수막등은 물론, 광고영상-이미지 전문 파트너, 컨설팅 및 홍보마케팅 전문 파트너등 사업주가 어려움을 겪을 수 있는 모든 부분에서 탄탄하고 체계적인 솔루션을 제공합니다.

About us

시오는 디자인팀&시공팀&피트니스-필라테스 컨설팅팀 3개의 팀이 하나의 몸처럼 협업하여 디자인을 창조 합니다. 각 분야에 최적화 된 3개의 팀은 각자의 필드에서 최고 역량을 발휘하며, 동료들과 빛나는 콜웍을 보여 줍니다. 유산소 공간을 만드는 작은 선택에도, 회원들의 동선과 일조량, 뷰포인트, 전체공간대비 효율성을 따지며, 신발장의 수납 갯수 조차도 허투로 정하지 않습니다.
열정적이고, 전문적인 3개의 팀으로 구성된 시오인테리어는 이제 막 새로운 사업을 시작하려는 여러분에게 최고의 선택이 될 것 입니다.

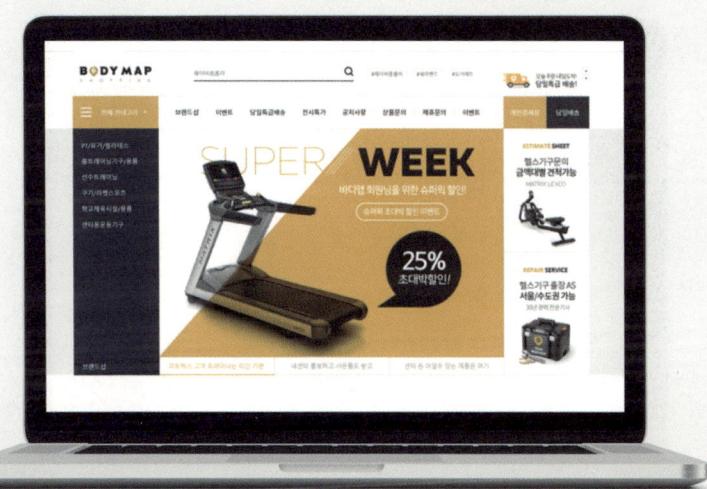

BODYMECHANIC X BODYMAP

필라테스&피티프랜차이즈 : BM Pilates & PT
피트니스/필라테스 전문가 교육센터 : BM EDU
피트니스용품 제조유통회사: BODYMAP
이들이 뭉쳤습니다.

피트니스 전문가를 위한 바디맵 오픈마켓 런칭!

BM이 직접 사용하고 추천하는 제품부터 교육까지 합리적인 가격으로 믿고 구매할 수 있는 사이트. www.bodymap.co.kr
신규 사업자회원 가입 시 / 첫 구매시 혜택을 사이트에서 확인 하세요.

상품입점 및 사업자 회원가입 문의 : 031.211.7471

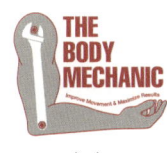
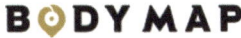

바디맵 바로가기

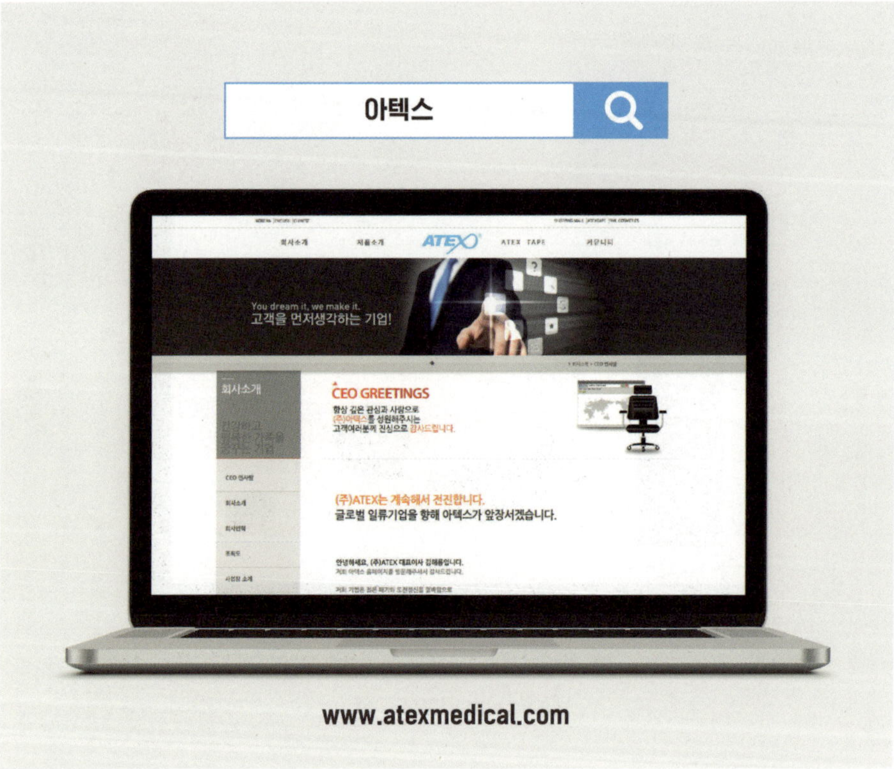

www.atexmedical.com

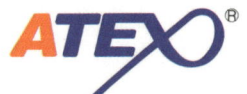

아텍스 소개

아텍스의 '키네시올로지' 테이프는 피부처럼 얇고 신축성이 있으며
안전한 점착제가 도포되어 있는 탄력 테이프로써, 물리치료 분야는 물론
스포츠 분야에서도 다양한 테크닉으로 전 세계적으로 널리 쓰이고 있습니다.

키네시올로지 테이프는 인체의 피부와 근육과 유사한 신축성을 가지며
피부와 근육 사이의 공간을 늘려 주게 되어 혈액, 림프액, 조직액의 순환을
도와줌으로써 근육 통증과 관절 통증을 완화시킵니다.
테이핑 요법은 비 수술, 비약물 요법이기 때문에 부작용이 적습니다.

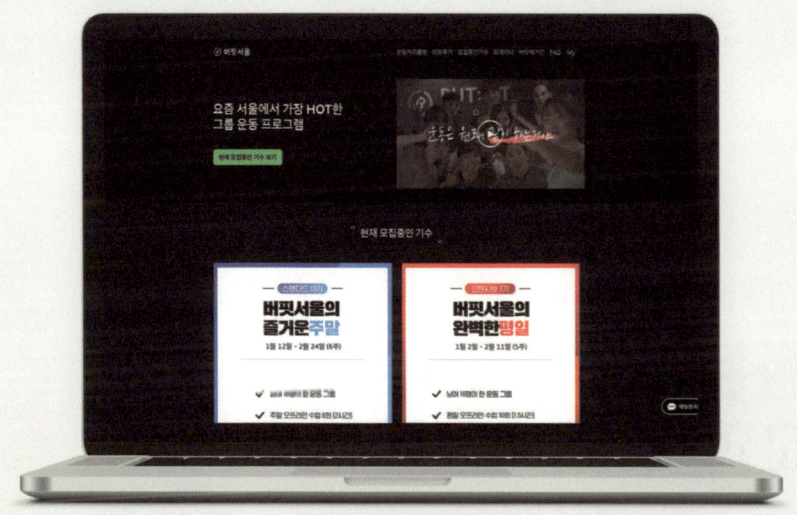

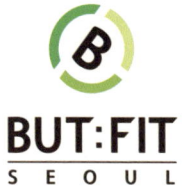

버핏서울

버핏서울은 2017년 2월, "운동을 재미있게 만들어주자"는 목표로 만들어졌습니다. 많은 사람들이 멋진 몸매와 건강한 삶을 위해서는 꾸준한 운동이 필수적이라는 것을 알면서도 실천하지 못합니다. 그 이유는 몸을 만들기 위한 운동은 일반적으로 개인 운동의 형태를 지니고 있으며, 혼자하는 운동은 재미가 없기 때문입니다.

버핏서울은 25세~35세의 직장인 남녀를 최적의 운동 그룹으로 매칭하고, 그룹운동에 가장 적합한 운동 프로그램과 장소를 제공함으로써 운동을 재미있게 만들어주는 직장인 그룹 운동 프로그램입니다.

임산부 및 필라테스 강사를 위한
짐볼 필라테스
교과서 Gym Ball PILATES

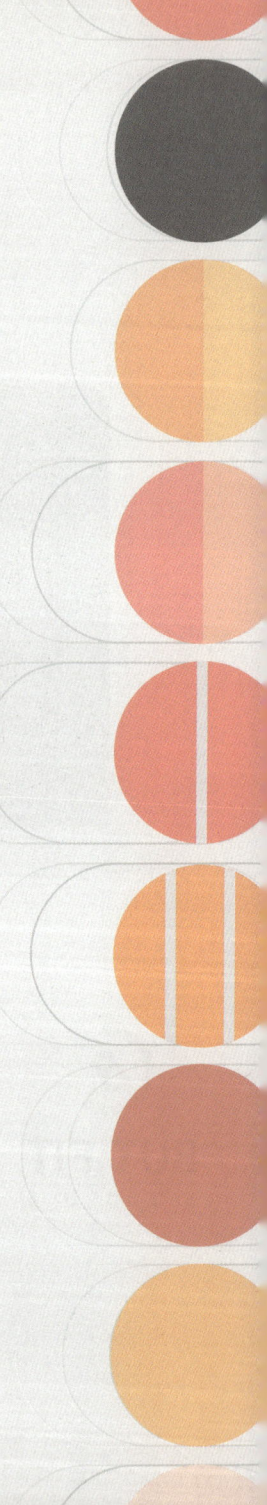